AF453903

Dr André DUFRANC

PRÉPARATEUR A LA FACULTÉ DE MÉDECINE

—×—

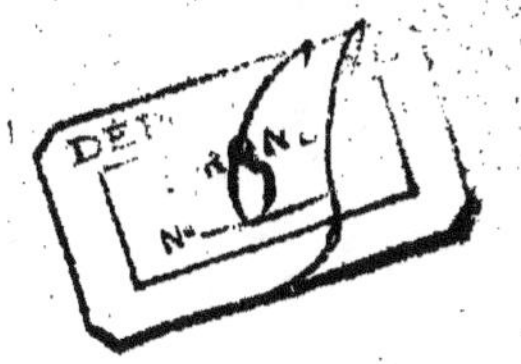

CONTRIBUTION A L'ÉTUDE

DE LA

TUBERCULOSE RÉNALE

CHEZ L'ENFANT

BORDEAUX

IMPRIMERIES GOUNOUILHOU

9-11, RUE GUIRAUDE, 9-11

—

1913

Dr André DUFRANC

PRÉPARATEUR A LA FACULTÉ DE MÉDECINE

CONTRIBUTION A L'ÉTUDE

DE LA

TUBERCULOSE RÉNALE

CHEZ L'ENFANT

BORDEAUX

IMPRIMERIES GOUNOUILHOU

9-11, RUE GUIRAUDE, 9-11

1913

A MON PÈRE ET A MA MÈRE

> Avec une sollicitude de tous les ins-
> tants, vous avez bien voulu veiller sur
> nous et nous donner votre exemple. Je
> vous prie de trouver ici, avec mon infinie
> reconnaissance, ma respectueuse et pro-
> fonde affection.

A MON FRÈRE ROGER DUFRANC

MÉDECIN DE 1ʳᵉ CLASSE DE LA MARINE

> En le remerciant de son affectueux
> dévouement à mon égard.

A MON AMI JEAN FERRON

ANCIEN INTERNE DES HOPITAUX
AIDE DE CLINIQUE A LA FACULTÉ

> Vous m'avez guidé pas à pas, avec une
> bienveillance jamais lassée. Soyez assuré
> de ma vive gratitude pour votre rare
> amitié.

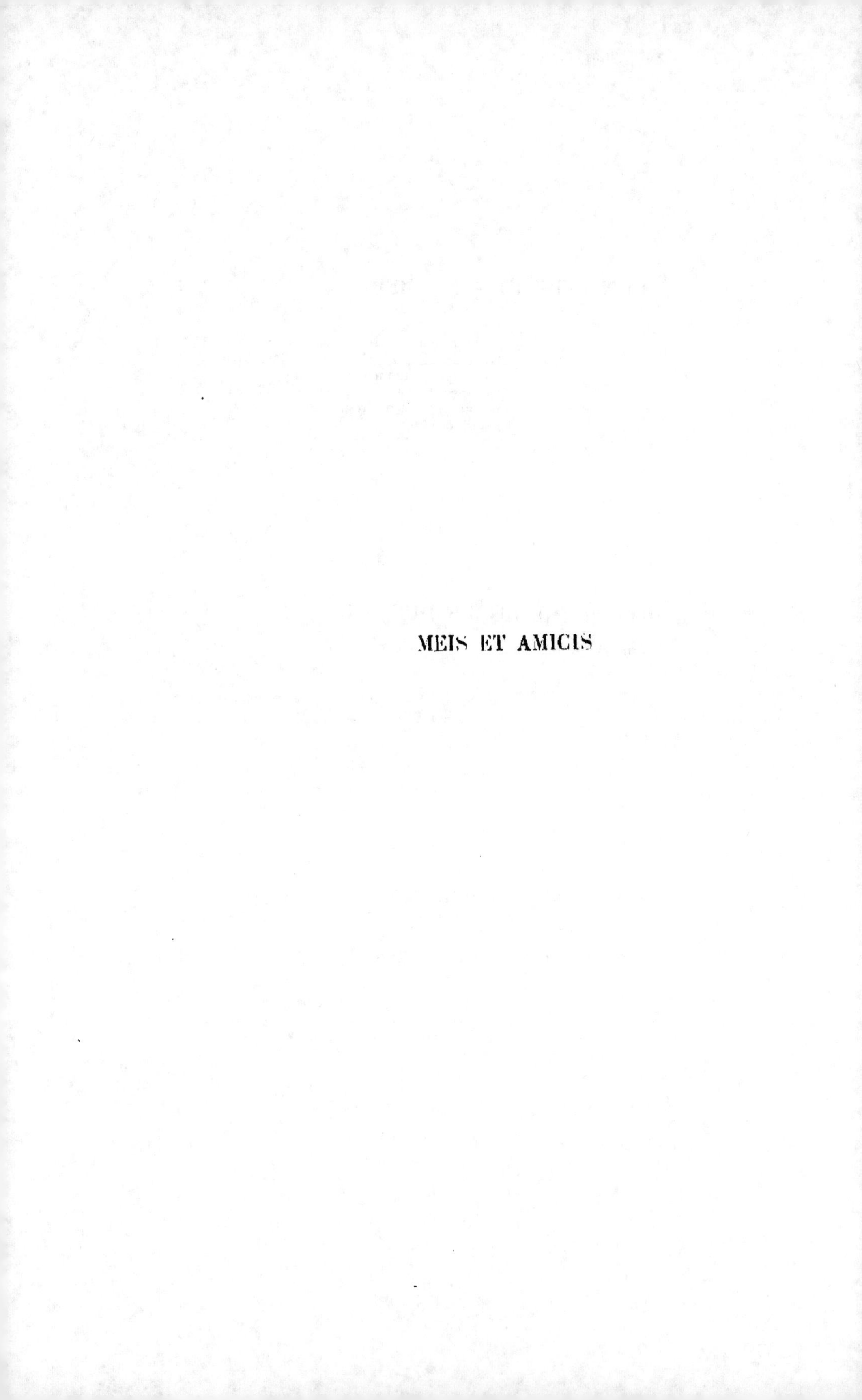

MEIS ET AMICIS

A MON MAITRE

MONSIEUR LE DOCTEUR CASSAËT

PROFESSEUR DE PATHOLOGIE ET THÉRAPEUTIQUE GÉNÉRALES
A LA FACULTÉ DE MÉDECINE DE BORDEAUX
MÉDECIN DES HOPITAUX
OFFICIER DE L'INSTRUCTION PUBLIQUE

MON CHER MAITRE,

Je veux vous dire combien me fut précieux l'affectueux intérêt qui me guida si souvent et avec quelle reconnaissante fierté je suis votre élève et votre ami.

A MONSIEUR LE DOCTEUR BÉGOUIN

PROFESSEUR DE CLINIQUE GYNÉCOLOGIQUE A LA FACULTÉ DE MÉDECINE
CHIRURGIEN DES HOPITAUX
OFFICIER DE L'INSTRUCTION PUBLIQUE

> Votre élève reconnaissant apprécie chaque jour davantage l'enseignement que vous lui avez donné pendant plus de deux années. Il vous prie de ne pas refuser à ses débuts l'autorité de vos conseils et l'appui de votre expérience.

A MONSIEUR LE DOCTEUR VIAULT

PROFESSEUR D'ANATOMIE GÉNÉRALE ET HISTOLOGIE
A LA FACULTÉ DE MÉDECINE
OFFICIER DE L'INSTRUCTION PUBLIQUE

> Votre indulgente bonté, le bienveillant accueil que j'ai reçu dans votre laboratoire pendant plus de cinq ans me permettent de vous exprimer, avec ma vive reconnaissance, mon affectueux dévouement.

A MES MAITRES

DANS LES HOPITAUX ET A LA FACULTÉ

CHAPITRE PREMIER

INTRODUCTION

Les aspects cliniques de la tuberculose sont encore plus nombreux chez l'enfant que chez l'adulte. L'enfance est l'âge des infections, et il n'en est pas une qui soit plus commune et plus redoutable que l'infection tuberculeuse. Les différents facteurs, tels que virulence du bacille de Koch, âge et résistance du sujet, ont permis de multiples classifications.

En se plaçant au point de vue de la curabilité, on peut, comme l'ont fait L. Tixier et Aviragnet, classer et différencier :

1° **Les formes rapidement mortelles,** d'autant plus rares qu'on s'éloigne des premières années de la vie.

a) Formes suraiguës qui entraînent la mort dans l'espace de quelques jours et qui font penser à l'inoculation d'une culture pure de bacilles de Koch aux animaux. Les observations en sont rares, mais Landouzy et Queyrat et Aviragnet, dans sa thèse, en ont rapporté des observations.

(b *Formes disséminées* (granulies).

c) Formes disséminées avec prédominance symptomatique au niveau de méninges, de la plèvre, du péritoine.

2° **Formes curables,** sur lesquelles nous n'avons pas à insister, puisque ce sont toutes les formes localisées de la tuberculose.

Mais ce que nous voudrions montrer, c'est que, chez l'enfant, la tendance à la généralisation de la tuberculose est plus grande que chez l'adulte.

Elle est, plus souvent que chez l'adulte, d'emblée généralisée, mais elle est quelquefois limitée surtout aux ganglions pour devenir secondairement généralisée.

Sans doute, cette localisation aux ganglions témoigne du rôle protecteur joué par eux, qui arrête momentanément l'infection tuberculeuse comme toutes les autres infections; mais, trop souvent, ils ne sont chez l'enfant qu'un réservoir de bacilles dans lequel ces derniers restent vivants pour envahir l'économie.

L'enfant, en effet, supporte le poids de l'hérédité, qui se manifeste davantage à une époque plus rapprochée de la naissance.

L'allaitement artificiel, les conditions du milieu familial rendent plus aisée l'évolution des infections.

L'enfant est souvent sujet à des maladies infectieuses ou non, qui favorisent la tuberculisation ou qui réveillent l'activité d'un foyer de tuberculose antérieurement latent.

La diffusion de ces lésions, beaucoup plus considérable chez l'enfant que chez l'adulte, en même temps que la perméabilité plus grande des voies lymphatiques, expliquent la diffusion de la tuberculose lorsque le système de défense ganglionnaire n'a pas suffi à barrer la route à l'infection tuberculeuse.

Cette infection a des manifestations cliniques très nettes, mais il n'est pas rare que la tuberculose reste latente ou larvée pour se réveiller tout d'un coup et donner lieu à des généralisations rapidement mortelles.

On conçoit donc combien ce domaine de la tuberculose infantile peut être vaste si on tient compte de la notion de ces tuberculoses latentes qui, tout d'un coup, peuvent se réveiller et, avec un point de départ quelconque, avoir une généralisation qui intéressera le poumon ou le rein, la rate ou la myocarde.

Nous plaçant toujours dans ce chapitre d'ensemble au point de vue général, la tuberculose de l'enfant est particulièrement remarquable par trois caractères.

1° Au niveau de la porte d'entrée, le bacille ne provoque

souvent que des lésions insignifiantes, parfois même il n'y laisse aucune trace de son passage.

2° Ce premier foyer de l'activité du virus réside dans les ganglions qui reçoivent les lymphatiques de la région qui a servi de porte d'entrée; c'est habituellement dans ces ganglions qu'on trouve les lésions les plus considérables et les plus anciennes. Nous avons montré que cette tuberculose ganglionnaire peut rester isolée, latente, puis devenir tout d'un coup tuberculose généralisée à prédominance rénale par exemple.

3° La tuberculose des jeunes enfants ne se localise que très rarement à un seul organe, cette tendance est d'autant plus marquée que l'enfant est plus jeune.

Si nous nous plaçons toujours au point de vue de la tuberculose de l'enfant en général, nous voyons que chez lui les lésions tuberculeuses ont les mêmes caractères fondamentaux que chez l'adulte.

Les lésions nodulaires constituées par les tubercules sont les plus importantes, car elles sont, comme on l'a dit, « la signature du bacille de Koch dans l'économie ».

Il peut y avoir, chez l'enfant comme chez l'adulte, les trois aspects classiques du tubercule :

1° *Granulations grises*, petites, opaques, miliaires.

2° *Nodules,* gros comme un pois, tubercules de Laënnec.

3° *Masses plus considérables*. Infiltration caséeuse.

Grancher a montré que le follicule tuberculeux était la lésion élémentaire de ces productions. Elle en constitue l'unité fondamentale et ces lésions quel qu'en soit l'aspect ne sont que les follicules agglomérés.

Mais ce qu'il importe de préciser, c'est l'évolution fibreuse ou caséeuse du tubercule chez l'enfant.

Il faut voir que chez lui, si la tuberculose est communément généralisée, c'est que, pour nous servir d'une expression de Rilliet et Barthez, elle « fait tache d'huile » dès qu'elle est cantonnée à un seul organe.

Ces grands pédiatres l'avaient déjà décrit, il y a plus de cinquante ans.

La tuberculose caverneuse est rare chez l'enfant ; au contraire, la granulie est fréquente. C'est ce qui explique l'allure plutôt septicémique des tuberculoses aiguës chez l'enfant.

Mais ce qui est plus particulièrement apparent dans le cas de tuberculose infantile, c'est l'existence ordinaire, à côté de lésions granuliques récentes, d'un ou plusieurs foyers anciens, restés insoupçonnés pendant la vie et dont la présence indique que la tuberculose aiguë est consécutive au réveil brusque d'un ancien foyer, point de départ de la généralisation.

Cette tuberculose latente peut siéger au niveau d'un ganglion comme au niveau d'un organe profond, comme le foie ou le rein.

On voit donc l'intérêt qui s'attache au diagnostic précoce de la tuberculose de chacun des organes et combien il est utile de dépister une tuberculose rénale au début.

L'exposé anatomique que nous venons de faire nous montre combien il est difficile d'isoler véritablement la tuberculose chez l'enfant. En un mot, les tuberculoses chirurgicales, les formes qui, chez l'adulte, permettent de véritables résurrections par la suppression d'un foyer infectant, sont rares chez l'enfant.

Mais il se produit chez lui souvent des réparations spontanées, qui sont dues à sa grande facilité de cicatrisation. Les tissus sont plus jeunes, mais aussi plus vivants que ceux de l'adulte et si on voit rarement chez l'adulte une arthrite bacillaire guérir sans résection d'une façon définitive, il est fréquent de voir un traitement conservateur en avoir raison chez l'enfant.

Un traitement général bien conduit a, chez ces organismes neufs, un effet beaucoup plus efficace, qui se traduit localement par des réparations rapides.

C'est, d'ailleurs, le principe des méthodes actuelles du traitement de la tuberculose chez l'enfant.

On ne pratique pas comme chez l'adulte des exérèses, des résections qui seraient loin de donner les mêmes résultats. Il vaut mieux d'abord essayer des méthodes moins radicales qui modifient le foyer jusqu'à l'empêcher de devenir infectant.

Il nous serait facile d'insister sur ce point et de décrire les nombreux résultats qu'on a obtenus par ces méthodes nouvelles.

Mais cette médication, si énergique soit-elle, doit toujours être combinée au traitement général.

Le naphtol camphré, la photothérapie ou même la radium-thérapie n'agissent utilement que si par ailleurs on combat une généralisation possible.

CHAPITRE II

Formes cliniques de la tuberculose rénale.

Nous avons vu dans un chapitre d'ensemble combien la tuberculose locale caverneuse était peu rare chez l'adulte et au contraire combien la forme généralisée était fréquente.

Si nous nous plaçons maintenant au point de vue qui nous occupe, nous allons voir que chez l'enfant il y a, comme chez l'adulte deux grandes formes de tuberculose du rein, la tuberculose miliaire, fait banal d'une bacillémie généralisée, et la tuberculose ulcéro-caséeuse.

Mais avant d'étudier ces deux grandes formes dont la seconde fait l'objet principal de ce travail, nous devons signaler deux autres modes d'altération tuberculeuse du rein qui, pour être moins bien décrits, n'en sont pas moins importants.

Il faut d'abord que nous examinions ce que devient le rein chez le tuberculeux pulmonaire.

Les lésions rénales non tuberculeuses si diverses, stéatoses, amyloses, néphrite chronique, observées dans la phtisie pulmonaire ulcéreuse, sont probablement dues à des infections secondaires par divers microbes, ou encore et surtout aux toxines tuberculeuses. Quel que soit le procédé par lequel ils sont lésés, les reins sont rarement sains chez le phtisique.

Le Noir a relevé des altérations manifestes dans la moitié des cas.

Il faut donc tenir compte de cette forme spéciale d'atteinte du rein dans la tuberculose.

Nous devons signaler un type d'infection bacillaire qui n'a peut-être pas une individualité bien marquée, c'est la néphrite tuberculeuse. Au point de vue anatomique, on ne trouve ni macroscopiquement, ni microscopiquement aucune apparence spécifique.

Les reins sont augmentés de volume; ils sont pâles ou congestionnés, mais faciles à décortiquer. Les lésions portent électivement sur les cellules épithéliales, tuméfiées ou abrasées infiltrées de graisse, dégénérées.

Les tubes apparaissent remplis de cylindres granuleux. Les glomérules et les vaisseaux sont irrités ou enflammmés.

Au point de vue pathogénique, la tuberculose atypique du rein relève, comme les altérations anatomiquement spécifiques, de l'action directe du bacille de Koch.

L'analogie anatomique avec les néphrites infectieuses entraînera l'analogie clinique.

Lavenant a étudié spécialement dans sa thèse la néphrite tuberculeuse aiguë. Elle reflète fidèlement l'allure des infections rénales aiguës, début brusque, fièvre, œdème, douleur lombaire, albuminurie.

Mais il y a des hématuries souvent, et des modifications dans les éliminations urinaires, hypotension au lieu d'hypertension, polyurie au lieu d'oligurie.

Au point de vue pronostique, mort par urémie rapide, passage à l'état chronique. Nous ne signalerons que pour mémoire ces néphrites tuberculeuses chroniques, dont le malade meurt avant que soit découverte la nature du mal.

Mais la distinction capitale qu'il y a entre l'enfant et l'adulte est la prédominance de la tuberculose miliaire ou médicale chez l'enfant. Au contraire, chez l'adulte la forme localisée, forme ulcéro-caséeuse chirurgicale par excellence, est le fait le plus courant.

Nous allons faire de cette forme médicale une étude rapide pour consacrer le reste de notre étude à la tuberculose chirurgicale vraie.

Rilliet et Barthez, auxquels il faut toujours revenir lorsqu'il s'agit de pathologie infantile, ont trouvé dans 49 cas des tubercules dans les reins, mais dans 12 de ces cas la tuberculose était seulement unilatérale.

Au point de vue anatomique, la tuberculose miliaire des reins représente un des éléments de la granulie. Les reins sont gros, plus ou moins congestionnés. Des coupes nombreuses les montrent criblés de granulations grises, fines et transparentes, plus rarement blanc jaunâtre, disséminées dans le cortex. Elles siègent le long des vaisseaux. Au microscope on voit très bien leur situation périvasculaire, endoglomérulaire ou intertubulaire. Si elles revêtent parfois le caractère classique de follicules tuberculeux bacillifères, il arrive plus souvent qu'elles soient incomplètes.

Les cellules des tubes urinifères, d'abord comprimés par la néoformation, deviennent ensuite vitreuses et caséeuses en certaines régions.

On connaît des observations où les granulations se limitent aux seuls reins ou même à l'un d'entre eux.

Sauf deux ou trois observations, la tuberculose miliaire des reins n'est qu'une étape de plus dans la tuberculisation générale de l'organisme. Il faudra donc chercher ses signes particuliers au milieu des symptômes propres à la granulie.

Déjà, en 1843, Rilliet et Barthez écrivaient l'analogie entre les formes de l'adulte et celles de l'enfant, mais il ne fait pas mention du nouveau procédé d'exploration. cystoscopie, division des urines par le diviseur qu'avait déjà signalé Luys, en 1909, dans son *Exploration de l'appareil urinaire.*

Si chez tous nos malades nous avions pu étudier avec soin et surtout avec suite les altérations de la sécrétion urinaire, il est probable que nous serions arrivé à quelques conclusions qui nous eussent permis de diagnostiquer la tuberculisation de ces organes, dans le cas du moins où elle était parvenue à un degré avancé.

Mais il n'existe aucun caractère dans la sécrétion urinaire, ni aucun autre moyen à l'aide duquel on puisse diagnostiquer le dépôt de la matière tuberculeuse dans la substance rénale lorsqu'il n'existe que des granulations ou des tubercules miliaires.

Depuis cette époque, rien ou presque rien n'est venu donner une forme clinique bien nette à la tuberculose miliaire chez l'enfant. L'oligurie, l'albuminurie, l'hématurie sont les signes les plus habituels, mais ils sont loin d'être constants. Il faut donc faire des analyses répétées d'urine, attacher à l'albuminurie la valeur d'un symptôme prémonitoire, comme le veut Bazy.

Mais cependant il y a chez l'enfant un si grand nombre d'albuminuries fonctionnelles qu'il serait imprudent de se baser sur ce signe unique pour affirmer le diagnostic.

Teissier avait d'ailleurs, en 1894, décrit l'albuminurie prétuberculeuse, signe de débilité rénale, et il y est revenu en 1905, en étudiant les albuminuries intermittentes de l'enfance et de l'adolescence comme indice d'infection tuberculeuse héréditaire ou comme signe prémonitoire d'infection.

Mais si la tuberculose miliaire des reins peut passer inaperçue puisqu'elle n'est qu'un accident de la bacillémie, son diagnostic ne saurait être mis en doute lorsqu'au cours d'une granulie les urines sont hématiques et albumineuses à la fois.

Le traitement sera, on le comprend, un traitement général et, comme nous l'avons dit dans notre chapitre du début, la lésion du rein est solidaire de l'état de l'organisme et sa bilatéralité, qui est la règle, commande l'abstention opératoire.

CHAPITRE III

Historique.

Nous n'entreprendrons pas, dans ce court aperçu historique, une revue complète de la tuberculose chirurgicale du rein, revue qui, dans ces dernières années surtout, a fait l'objet de travaux nombreux et importants.

La thèse de Bœckel, parue en 1912, donne d'ailleurs une revue complète et détaillée de tout ce qui a été fait jusqu'à cette date.

Bayle au début du siècle dernier, Rages en 1841, ont les premiers donné de remarquables descriptions de la tuberculose rénale.

Après eux, grâce aux recherches de Brissaud, de Chauffard, de Bernard et Salomon, les formes anatomiques de l'altération du rein par le bacille de Koch furent classées.

Les cliniciens, tels que Tuffier, Albarran, Pousson, Legueu, Bazy, pour ne citer que quelques noms français, décrivirent alors la forme clinique.

Nous allons simplement, dans une courte revue, montrer quels sont les auteurs qui, depuis Rilliet et Barthez, ont apporté leur contribution au sujet qui nous occupe.

Rilliet et Barthez, dans leur *Traité clinique et pratique des maladies des enfants*, ont fait une étude anatomique et clinique très complète de la tuberculose rénale. Ils font mention de la forme caverneuse chez l'enfant et l'ont bien décrite. Ils en ont fait remarquer aussi, dès cette époque, la grande rareté puisque, sur 312 cas de tuberculose, ils ont trouvé dans 19 cas la forme rénale et 2 fois seulement la forme caverneuse.

A l'étranger en 1808, Dickenson dans un *Traité des maladies du rein et des voies urinaires*, et Muller en 1819, ont simplement donné des statistiques sans description clinique spéciale pour l'enfant.

Après le travail de Rilliet et Barthez, divers auteurs ont publié des observations de tuberculose rénale que nous avons citées dans notre chapitre d'observations, mais jusqu'en 1893 il n'y avait pas eu de revue générale avant celle de Aldibert.

Dans une étude complète sur la chirurgie du rein chez l'enfant, Aldibert consacre un chapitre très détaillé à la tuberculose.

Son travail s'appuie sur les 19 observations qu'il a pu réunir dans la littérature jusqu'à cette date. Après des considérations pathogéniques, à la suite desquelles il conclut à la fréquence plus grande de la tuberculose descendante, il constate la bilatéralité des lésions médicales et au contraire l'unilatéralité de la tuberculose caverneuse, fait déjà constaté par Rilliet et Barthez.

Dans aucune de nos observations, dit-il, nous ne trouvons de lésions rénales doubles, et il ajoute :

« Ce fait n'est pas sans importance, car il autorise la néphrectomie primitive. »

Au point de vue symptomatologique, il signale la fréquence toute particulière des abcès périnéphrésiques, et l'intensité des phénomènes vésicaux réflexes.

Il décrit cette irritabilité vésicale qui se traduit par des mictions douloureuses et fréquentes, et cette fausse incontinence qui existe aussi, dit-il, dans les calculs vésicaux.

Mais, dans la tuberculose, elle s'accompagne de température vespérale, ce qui n'arrive jamais dans le calcul à moins qu'il n'y ait de l'infection.

Il étudie ensuite avec quelque détail le résultat de l'intervention.

Sur 13 cas pris en bloc il compte 4 morts et 9 guérisons, et sur les 4 morts, deux de nature indéterminée.

Malheureusement les observations qui suivent sont peu détaillées. Aldibert les a trouvées dans la littérature anglaise et allemande.

Ce sont des résumés de quelques lignes, nous n'avons pu y trouver les raisons possibles des divers modes opératoires employés.

Aldibert termine ainsi cette intéressante étude :

« S'il est permis de conclure avec si peu de documents, nous pouvons dire que la néphrectomie primitive est l'opération de choix, pourvu qu'il n'existe aucune contre-indication telle qu'un mauvais état général, des lésions bacillaires disséminées, un second rein douteux ; dans ces cas on doit s'adresser à la néphrotomie, avec l'espoir de faire une néphrectomie secondaire si l'état le permet, la néphrotomie n'étant qu'une opération d'attente ou de pis aller. »

Avant d'arriver à la très intéressante monographie de Hallé, parue en 1897 dans le traité de Grancher et Comby, nous avons trouvé plusieurs articles sur la tuberculose rénale chez l'enfant. On en trouvera les indications à notre index bibliographique.

Nous ne faisons pas davantage mention ici des divers cas de tuberculose chirurgicale du rein qui ont été communiqués à la Société Anatomique de Paris, à la Société de Chirurgie de Lyon, et dont on trouvera le commentaire au cours de notre travail et le texte a 1 chapitre « Observations ».

L'étude de Hallé est certainement ce qui a paru de plus complet sur la question. Nous ne la résumerons pas, car il est facile de la consulter, puisqu'elle est dans un traité classique.

Ce qui en fait l'intérêt, c'est qu'elle est basée uniquement sur des observations recueillies dans le jeune âge.

On peut lire aussi avec fruit, dans le traité de Hutinel, *Les maladies des enfants*, édition 1909, l'article sur la tuberculose rénale qu'ont écrit Nobécourt et Merklen.

En 1910, Mᵐᵉ Dalayrac a publié dans sa thèse *Quelques Néphrectomies par tuberculose rénale*, quatre observations de tuberculose infantile, en y ajoutant un très bref commentaire.

Enfin, plus récemment encore, Vignard et Laroyenne *(Journal d'urologie*, **13** mars 1912), ont tablé sur **47** observations, dont **17** de néphrectomie.

Les observations sont malheureusement très écourtées, mais nous en avons retrouvé beaucoup que nous commenterons plus loin.

Ces deux auteurs se contentent de montrer l'analogie entre les formes de l'adulte et celles de l'enfant, mais ils ne font pas mention des nouveaux procédés d'exploration, cystoscopie, division des urines par le diviseur qu'avait déjà signalé Luys en 1909 dans son *Exploration de l'appareil urinaire*.

Le document le plus récent sur la question est un article paru en février 1913, dans le *Journal d'urologie*.

Les auteurs Rocher et Ferron publient une observation de tuberculose rénale que nous détaillons plus loin, car avec eux nous avons suivi la malade et après eux nous l'avons revue et examinée. Mais ce qui fait surtout l'intérêt de cet article, c'est qu'il signale que Ferron a, pour la première fois, fait le diagnostic de la tuberculose rénale par le cathétérisme de l'uretère à vision directe.

Il publie d'ailleurs 6 autres observations, dans lesquelles il montre que ce mode d'examen est très facile chez l'enfant et de quelle utilité il peut être pour le diagnostic de l'affection que nous étudions.

CHAPITRE IV

———

Étiologie — Pathogénie.

Comme toute lésion tuberculeuse, l'apparition de la tuberculose rénale est régie par un certain nombre de causes que nous n'entreprendrons pas d'étudier ici ; elles peuvent se résumer en quelques mots : insalubrité des logements, vie en contact journalier avec des sujets infectés. Chez l'enfant, des causes personnelles se retrouveront tout particulièrement : enfance chétive, malingre, maladie infectieuse affaiblissant l'organisme.

Mais il est bien prouvé que, pour que ces causes agissent, il faut la présence de bacilles de Koch, des sujets dans de bonnes conditions n'échapperont pas à l'infection.

Le bacille de Koch peut atteindre le rein par plusieurs voies ascendante, sanguine, lymphatique. La théorie de l'infection ascendante, régnait seule tout d'abord et le professeur Guyon enseignait que la vessie était la première atteinte, les lésions du rein secondaires.

Aujourd'hui, bien que cette pathogénie puisse être admise dans quelques cas, la connaissance meilleure des faits cliniques a prouvé qu'elle était à rejeter chez la majorité des malades.

L'infection d'origine lymphatique a été soutenue, elle est possible dans un certain nombre de cas ; nous n'insisterons pas, car l'immense majorité des faits prouve l'origine hématogène de l'infection. Des preuves expérimentales anatomo-pathologiques cliniques ont été données.

Le bacille de Koch vient donc du sang, ce fait est actuellement admis par tous. Mais ce qui est plus discuté, c'est le point où il se fixera tout d'abord et son évolution dans le rein.

Dans la théorie hématogène pure, le parenchyme rénal est le premier atteint. Cependant, nous ne saurions passer sous silence les théories modernes d'infection ascendante urétérogène et en particulier la théorie de l'infection mixte défendue par Albarran et surtout Heitz-Boyer. L'infection hématogène descendante viendrait léser les voies d'excrétion, le bassinet, l'uretère, elle produirait là des lésions tuberculeuses qui amèneraient la disparition de la contraction rythmique du muscle urétéral et la diminution du calibre du conduit; il s'ensuivrait une stagnation de l'urine contenant des bacilles de Koch; ceux-ci infecteraient alors par *voie ascendante* la substance médullaire, puis la substance corticale. A la faveur de cette cavité close, ils formeraient les cavernes que nous avons tous observées. Le processus que nous avons décrit au niveau de l'uretère peut frapper le tube urinifère lui-même en un point quelconque de son trajet, en particulier au niveau des papilles ou des tubes collecteurs. La même évolution aura lieu dans cette portion du rein. Si le rétrécissement du conduit en question arrive à l'occlusion, il y aura exclusion de la portion de parenchyme rénal sus-jacente. S'il s'agit de l'uretère, le rein en totalité sera exclu et nous aurons une fausse guérison.

A côté des cavernes on observe dans le rein tuberculeux des poches kystiques à contenu clair. Logiquement, Heitz-Boyer explique, par une pathogénie analogue, leur formation. Ce seraient ou d'anciennes cavernes dont le contenu se serait clarifié ou des kystes par rétention dus à l'oblitération des canaux collecteurs.

Cathelin, en 1911, a proposé une théorie nouvelle d'après laquelle la papille rénale est la première atteinte. Constatant sur des pièces obtenues par néphrectomie que les lésions siégeaient uniquement au niveau des papilles, il en a déduit une théorie ingénieuse. L'urine et non le sang transporterait jusqu'à la papille les bacilles. Ceux-ci seraient arrêtés à ce niveau. « Il est d'ailleurs logique de penser qu'il en soit ainsi ; c'est une question d'hydraulique circulatoire, et l'on sait que dans les diverses canalisations mécaniques, c'est, toujours, non pas nécessairement au point rétréci, mais au point à dispositions spéciales, comme les tétines et les crépines, que s'arrêteront les impuretés et les matières en suspension qui, petit à petit, corroderont les matériaux et finiront même par boucher l'orifice ».

Il est certain que la papille est un endroit rétréci à dispositions spéciales de l'appareil excréteur de l'urine.

Il est donc admissible que là s'arrêtent les matériaux charriés par l'urine. Et comme le dit son inventeur : « Le drame pathologique se joue autour de la papille. »

Dans notre observation princeps, nous avons constaté l'érosion des papilles, mais nous ne saurions affirmer que là débutèrent les lésions.

Pour conclure, on peut affirmer actuellement qu'à l'infection descendante appartient la majeure partie des cas. Chez l'enfant en particulier, les lésions prostatiques n'existant pour ainsi dire pas, nous trouvons chez lui une cause de moins à l'infection ascendante.

Toutes les théories actuellement exposées semblent admissibles pour un certain nombre de cas, toutes conduisent à la même affirmation : la néphrectomie doit être pratiquée le plus tôt possible, elle mettra à l'abri la vessie, elle sauvegardera l'autre rein.

Celui-ci peut-être en effet infecté par voie sanguine, par voie lymphatique ou par voie ascendante, cette dernière conception étant conforme aux idées défendues par Heitz-Boyer.

CHAPITRE V

Anatomie.

L'anatomie des voies urinaires chez l'enfant est presque complètement inconnue. Certains détails ont été étudiés par Mayet, Romain, Berode, Sappey, Tuffier, Gosset, etc., mais combien plus nombreux sont ceux qui nécessiteraient des recherches précises.

Nous allons, dans ce chapitre, grouper les renseignements que nous avons pu recueillir sur l'anatomie des reins, bassinets et uretères, de la vessie et de l'urètre chez le jeune sujet, tant dans les traités classiques et les travaux de ces auteurs, qu'au cours des observations que l'on trouvera à la fin de ce travail.

1° Reins.

La plupart des notions recueillies chez l'adulte sont valables pour l'enfant.

Les anomalies de nombre, de forme, relevées chez l'un se retrouvent chez l'autre; cependant, chez le nourrisson on peut en observer plus fréquemment, en raison de l'existence chez lui de malformations incompatibles avec une vie prolongée.

Nous ne possédons aucun renseignement sur leur volume, leur direction et leur orientation.

Les rapports donnent lieu à quelques observations particulières.

Ceux de la face postérieure sont sensiblement les mêmes que

chez l'adulte et si, comme chez lui, les variations individuelles sont considérables, dans la grande majorité des cas la description donnée par Récamier s'applique chez l'enfant.

Peut-être, en raison du volume du foie, le rein droit descend-il plus fréquemment au contact de la crête iliaque.

Quant aux masses musculaires, moins volumineuses, et aux aponévroses, moins résistantes, elles affectent les dispositions décrites par les classiques.

Celles de la face antérieure présentent quelques différences de détail assez importantes.

Pour le rein droit, comme chez l'adulte, la deuxième portion ou portion prérénale du duodénum correspond à la région hilaire et au bassinet.

Le foie et le côlon ascendant donnent lieu aux quelques remarques suivantes.

Alors que chez l'adulte, sauf le cas de ptose viscérale, la face inférieure du foie est en rapport seulement avec les deux tiers supérieurs du rein, au contraire chez l'enfant, en raison du volume de la glande hépatique, ces rapports sont plus considérables et, comme chez le fœtus, s'étendent à toute la face antérieure du rein.

Quant aux rapports avec le côlon descendant, ils diffèrent de ceux relevés chez l'adulte, en raison de ce fait que le cæcum se trouve constamment en position élevée chez l'enfant.

Le rein contracte donc des rapports non seulement avec l'angle colique droit, mais avec le cæcum.

Chez l'adulte, cette position élevée ne se rencontre que dans 3 0,0 des cas (Alglave).

Pour le rein gauche, si nous ne relevons rien de particulier pour la rate, la queue du pancréas, l'angle colique gauche et le côlon descendant, il n'en est pas de même pour le duodénum. En effet, chez l'enfant la quatrième portion de cet organe est prérénale comme la deuxième. Elle vient se placer au contact du rein ou même empiète sur son hile alors que chez l'adulte il existe, entre le bord interne du rein d'une part et d'autre part le segment du duodénum et l'angle duodénojéjunal, un espace assez étendu, où se trouve l'arc vasculaire de Treitz.

Quant aux bords et extrémités, nous noterons seulement la position de la glande surrénale par rapport à l'extrémité supérieure du rein; alors que, chez l'adulte, elle est le plus souvent située en dedans du segment supérieur du bord interne du rein, elle est adrénale, chez l'enfant, elle coiffe presque toujours son pôle supérieur; elle est vraiment surrénale.

En ce qui concerne la loge rénale et le moyen de fixité du rein, les conditions sont plus favorables que chez l'adulte et permettent mieux d'étudier leurs formations et leurs détails.

Il est aisé chez l'enfant aussi bien que chez le fœtus de se rendre compte que le rein et la capsule surrénale sont contenus dans une même loge, alors que chez l'adulte il semble, comme l'a décrit Sappey, que ces deux organes se trouvent dans des loges distinctes et cela est dû à l'épaississement de la fascia propria qui sépare les deux organes et à son infiltration par une graisse abondante.

Cette loge, comme l'ont montré Frédet et Lardennois, paraît close de toute part, sauf au niveau du passage des vaisseaux et de l'uretère, et non ouverte en bas et en dedans comme il est classique de la décrire. Les expériences de Lardennois chez l'adulte et chez le nouveau-né, et tout particulièrement chez celui-ci, sont très suggestives sinon absolument convaincantes.

L'enveloppe cellulo-fibreuse qui constitue les parois de cette loge est formée par deux feuillets : en arrière, par le feuillet rétro-rénal ou de Zuckerkandl et, en avant, par le feuillet périrénal et dans sa partie inférieure par le feuillet de Toldt.

Ces feuillets sont plus faciles à étudier que chez l'adulte; en l'absence de masses ou nappes de graisse qui les surchargent chez ce dernier, ils sont plus facilement isolables et on se rend ainsi mieux compte des phénomènes d'accolement des feuillets péritonéaux, tant au niveau du mésentère primitif duodéno-pancréatique, que du mésentère primitif du gros intestin du fascia de Toldt.

Par suite du refoulement du côlon vers la périphérie, le

mésocôlon primitif vient, ainsi que les schémas reproduits dans tous les traités classiques permettent de le comprendre. s'accoler au péritoine pariétal primitif. Cet accolement se fait dans presque tout l'étage inférieur de l'abdomen, par conséquent jusqu'au niveau du pôle inférieur du rein droit et des deux tiers inférieurs du rein gauche. En cet endroit, le feuillet prérénal est constitué par trois lames d'arrière en avant : 1° la fascia propria, lame prérénale proprement dite ; 2° le feuillet de Toldt ou péritoine pariétal primitif; 3° le péritoine pariétal ou mieux, en réalité, le mésentère primitif.

Ces feuillets présentent une résistance considérable même chez l'enfant. Toutefois, le péritoine est chez celui-ci très fragile et moins résistant que chez l'adulte, comme l'ont établi Grawitz et Poireault.

Maintenu en place par les feuillets qui constituent sa loge, le rein se trouve aussi fixé par ses vaisseaux, par des éléments cellulo-conjonctifs et graisseux et par son adhérence à la capsule surrénale. Nous ne signalerons aucune particularité en ce qui concerne les vaisseaux du rein.

Quant aux éléments cellulo-conjonctifs et graisseux que Sappey disait manquer chez le fœtus et chez l'enfant, jusqu'à la huitième ou dixième année, pour être moins importants que chez l'adulte, ils existent cependant, même chez le fœtus, comme l'ont montré Tuffier, puis Glantenay et Gosset. Comme le dit fort bien Gosset, on trouve des pelotons adipeux sur toute la surface du rein, mais en particulier sur la face postérieure et surtout vers le pôle supérieur, entre le rein et la capsule surrénale. Nous-même avons constamment trouvé semblable disposition. Cette existence est d'ailleurs prouvée par la pathologie, le phlegmon périnéphrétique qui se développe dans cette atmosphère cellulo-graisseuse s'observant parfaitement chez l'enfant.

Le rôle de la capsule surrénale dans la fixation du rein a été nettement démontré par Gérota, tout particulièrement chez l'enfant. Attachée elle-même très fortement aux parois des viscères avoisinants, foie, veine cave inférieure, aorte, rate,

pancréas, diaphragme, elle est unie au rein par des vaisseaux
et des tractus celluleux, moyens de fixation susceptibles de
supporter une traction de 700 à 1,000 grammes.

Pour les vaisseaux du rein, nous rencontrons les mêmes
dispositions que chez l'adulte, et la structure est identique.
Cependant, fréquemment on observe la persistance jusqu'à
l'âge de cinq ou six ans, de sillons et de bosselures dessinant
à la surface de l'organe la lobulation embryonnaire.

2° Bassinet et uretère.

Les seules données que nous possédions sur ce point sont
celles de l'anatomie de l'adulte, et il y a là tout un chapitre de
l'anatomie de l'enfant qui reste ignoré.

En ce qui concerne le bassinet, il y aurait lieu notamment
de vérifier la fréquence réciproque de la forme ampullaire
et de la forme ramifiée. La fréquence plus considérable de cette
dernière forme viendrait à l'appui de l'opinion formulée par
Terrier et Baudoin, qui voient en la forme ampullaire une
forme acquise.

Pour l'uretère, nous en ignorons la forme et les dimensions,
l'existence ou l'absence des zones rétrécies ou dilatées, plus ou
moins nettes chez l'adulte. Le seul document personnel que
nous puissions fournir, c'est qu'il admet chez l'enfant de quatre
ans une sonde n° 6 de la filière Charrière.

3° Vessie.

L'étude de la vessie chez l'enfant a été faite par Mayer
(thèse, Paris, 1897) et Budde (thèse, Marburg, 1901), et
les données recueillies par cet auteur ont été reproduites
par Paul Delbet dans le *Traité d'anatomie* de Poirier et
Charpy.

Variable avec l'âge et le développement de l'enfant, elle
tend à se rapprocher de plus en plus du type de la vessie
adulte. On a coutume de considérer la vessie de l'enfant

de cinq ans. Abdominale pendant la vie fœtale en raison de son origine atlantoïdienne, elle devient pelvienne de quatorze à seize ans et souvent même dès la huitième année. Cette disposition est particulièrement nette lorsque la vessie est pleine; à ce moment, elle s'énuclée du pelvis et vient s'accoler plus intimement à la paroi antérieure de l'abdomen.

Cylindrique pendant la vie fœtale, puis fusiforme à la naissance, elle tend à s'élargir dans sa partie moyenne, puis vers sa partie inférieure. Au cours du deuxième mois après la naissance, mais souvent seulement vers le cinquième ou sixième mois, elle revêt l'aspect piriforme à grosse extrémité inférieure. A partir de huit ans, mais le plus souvent seulement vers quatorze ou seize ans, on observe la forme ovoïde.

A partir de quatorze ans, la vessie de la fillette prend le type féminin à axe transversal plus grand que dans le sexe masculin : cette disposition peut exister chez la petite fille.

Sa capacité est variable. Nous l'avons vue admettre chez les tout jeunes 100 centicubes de liquide, quantité suffisante pour la cystoscopie. Les rapports de la vessie varient fortement avec l'âge.

A la naissance, le col affleure le bord supérieur du pubis et c'est seulement vers la puberté que la vessie devient rétro-pubienne.

Par contre, les rapports avec la paroi abdominale antérieure sont très étendus et la vessie atteint presque le niveau de l'ombilic.

A partir de dix ans, le péritoine affecte vis-à-vis de la vessie les mêmes dispositions que chez l'adulte.

A la naissance, lorsque la vessie est vide, il gagne directement la face postérieure de la vessie sans esquisser le moindre cul-de-sac entre la vessie et la paroi abdominale; lorsque la vessie est pleine, il dessine un cul-de-sac de 1 à 2 millimètres de profondeur.

Le cul-de-sac s'accentue avec l'âge chez le nouveau-né, il descend jusqu'à 2 centimètres de l'ombilic; à cinq ou six ans, lorsque la vessie est vide, il affleure le pubis; lorsqu'elle est pleine, il se trouve de 1 à 3 centimètres au-dessus de la symphyse.

Jusqu'à l'âge de douze ans, il n'existe pas, à proprement parler, de plexus de Santorini.

Mayet a signalé l'existence sur la face postérieure de la vessie d'un pli transversal situé à l'union du tiers antérieur et des deux tiers postérieurs de la vessie, et qui latéralement se confond avec le péritoine iliaque au niveau du détroit supérieur. Sa hauteur de 5 centimètres sur la ligne médiane, plus considérable latéralement, s'atténue lorsque la vessie se remplit. Il est plus accusé chez la fillette que chez le garçon et diminue après l'âge de trois ans.

La base de la vessie présente les mêmes rapports avec le rectum et les organes génitaux pelviens que chez l'adulte, avec cette différence que plus fréquemment les culs-de-sac péritonéaux interséminal et vésico-rectal sont plus accusés chez le garçon que chez l'adulte. De plus, le rectum, au lieu de s'engager sous la vessie comme chez l'adulte, est situé en arrière d'elle et sa réplétion refoule la vessie vers le périnée et non vers l'abdomen.

La configuration intérieure rappelle celle de l'adulte; nous signalerons simplement la disposition des orifices urétéraux décrite par Whiterside et surtout par Uteau. La distance des orifices à la ligne médiane varie de 3 à 13 millimètres, elle est en moyenne de 6 mill. 3. La forme du trigone est, en général, celle d'un triangle isocèle.

Les cystoscopies auxquelles nous avons assisté, nous ont montré que la bandelette interurétérale peut exister dès le tout jeune âge.

4° Uretère.

Chez l'enfant, dans l'un et l'autre sexe, l'uretère affecte la forme et l'aspect décrits chez l'adulte.

Chez le garçon, la prostate n'ayant qu'un volume minime, l'urètre postérieur affecte une courbure plus grande que chez l'homme.

De plus, le cul-de-sac du bulbe n'est pas formé et au contraire l'existence de la fosse naviculaire, niée par certains auteurs, a été démontrée par Lockwood et par Retterer.

Chez le garçon, les dimensions sont, d'après Sappey, les suivantes : à la naissance, 6 centimètres ; à cinq ans, 7 centimètres ; à dix ans, 8 à 9 centimètres ; à seize ans, 12 à 14 centimètres ; il n'atteint sa longueur définitive qu'à dix-huit ou vingt ans.

En ce qui concerne son diamètre chirurgical, nous avons vu l'urètre du garçon de douze ans admettre une sonde n° 18 ; la pénétration des sondes de calibre plus gros n'est empêchée que par l'étroitesse du méat. L'urètre affecte en effet la forme en canon de fusil : la partie la plus étroite siégeant au méat, l'urètre postérieur admet dès le jeune âge des sondes de calibre relativement élevé. Chez la fillette comme chez la femme, l'urètre est très dilatable et dès l'âge de quatre ans et demi nous avons vu procéder à la cystoscopie avec des tubes de calibre n° 18.

CHAPITRE VI

Anatomie Pathologique.

Nous serons brefs sur l'anatomie pathologique de la tuber-culose rénale chez l'enfant, elle présente en effet peu de caractères particuliers; nous laisserons de côté la tuberculose miliaire qui n'intéresse que le chirurgien : si en effet on peut rencontrer sur un rein chirurgical des tubercules miliaires, ils ne commanderont que très rarement la néphrectomie.

La tuberculose nodulaire est plus importante au point de vue qui nous occupe; le rein est criblé de tubercules conglo-mérés formant un noyau jaunâtre qui se transformeront peu à peu en de véritables abcès froids qui s'ouvriront vers le bassinet, vers l'atmosphère périrénale. C'est là une des causes du phlegmon périnéphrétique, souvent observé chez l'enfant.

Que le tubercule en question subisse une infection secon-daire, nous aurons affaire à un abcès froid réchauffé.

La tuberculose ulcéro-caverneuse est la forme banale, pour-rait-on dire, de la tuberculose rénale. Le rein est augmenté de volume, mais dans des proportions très variables; sa forme générale n'est pas altérée. Il peut même avoir un aspect abso-lument normal; plus souvent, sa surface est bosselée et ces bosselures peuvent avoir une couleur spéciale blanc grisâtre. A la palpation, elles sont ramollies ou même fluctuantes. Quant au rein lui-même, il aura perdu dans son ensemble son homo-généité, il se laissera facilement replier sur lui-même. A la coupe, le parenchyme présente des cavernes plus ou moins nombreuses, siégeant indifféremment dans la substance corticale ou la substance médullaire. Leurs parois sont déchiquetées et leur surface interne irrégulière et tapissée de grumeaux de pus. Tantôt elles communiquent entre elles, tantôt elles se déversent dans le bassinet. Peu à peu ces cavernes augmentent de volume et, suivant l'évolution, suivant l'ancienneté de la lésion, on peut observer tous les degrés depuis la petite caverne du volume d'une noisette, jusqu'à la tuberculose massive du rein. Celle-ci peut conduire à la guérison locale. L'uretère s'oblitérant, les urines redeviennent claires et l'on attribue à un traitement médical une guérison désespérée et que l'avenir démentira.

Dans la forme habituelle où le rein est parsemé de cavernes, le reste du parenchyme peut être altéré ou avoir un aspect normal. Chez le malade de notre observation I, le pôle inférieur paraissait *absolument sain* et ce n'est que l'examen microscopique qui nous révéla ses lésions. Voici du reste la note qu'a bien voulu nous remettre M. le Dr Nadal qui l'a examiné.

Examen microscopique du fragment
pris dans la région du pôle inférieur en pleine
substance rénale qui paraissait saine.

La substance corticale de l'organe présente des foyers disséminés de lésions tuberculeuses; les caractères histologiques de ces lésions s'y présentent au complet. On y trouve le nodule schématique à l'état de crudité, comprenant: de très nombreuses cellules géantes entourées de nappes épithélioïdes très nettes, se continuant elles-mêmes en une zone d'infiltration banale (zone lymphoïde des auteurs).

La confluence des nodules produit, par places, de petits tubercules plus importants n'atteignant jamais cependant un volume. bien considérable. Un certain nombre d'entre eux présentent une ébauche de ramollissement caséeux.

La confirmation bactériologique n'a pu être faite.

Au microscope, la paroi des cavernes est analogue à celle que l'on trouve au niveau d'autres organes; on y distingue un peu schématiquement trois couches, l'interne est caséeuse, la moyenne comprend des follicules tuberculeux englobés dans des tissus fibreux, l'externe est composée de tissus urinifères plus ou moins altérés, infiltrés de cellules embryonnaires et séparés par du tissu conjonctif en plus ou moins grande abondance.

Telles sont les lésions du rein ulcéro-caséeux.

L'appareil excréteur de l'urine sera lui aussi infecté, les papilles en particulier pourront présenter des lésions érosives.

Dans l'observation que nous rappelions plus haut, alors que le pôle inférieur paraissait sain au niveau du grand calice inférieur, les papilles étaient ainsi érodées.

Nous avons vu dans le chapitre de Pathogénie, l'importance attribuée non sans raison par Cathelin à cette érosion. Les lésions du bassinet et de l'uretère sont très variables, les altérations profondes de leur paroi donneront lieu à des rétrécissements et l'hydronéphrose consécutive est bien souvent observée, elle se transforme peu à peu en pyonéphrose.

Lorsque ces rétrécissements porteront sur un des calices ou sur une portion du bassinet, ils pourront en s'oblitérant entraîner l'occlusion de la partie du rein attenante. Ce processus explique une forme curieuse de tuberculose rénale : le rein tuberculeux polykystique dont nous avons indiqué précédemment la pathogénie. A côté de ces lésions profondes de la paroi de l'uretère, nous pouvons constater la tuberculisation superficielle de la muqueuse.

L'altération de l'uretère superficiel ou profond peut porter sur tout ce conduit. L'infiltration tuberculeuse gagne ainsi la muqueuse vésicale, y produisant des lésions variables que nous n'avons pas à étudier ici. Au cours de notre travail on verra cependant leur importance au point de vue clinique, en particulier de celles qui entourent le méat.

Les lésions périrénales ont un caractère particulier chez l'enfant.

L'atmosphère graisseuse rencontrée chez l'adulte n'existe pas ou peu chez lui. Aussi observera-t-on rarement la périnéphrite scléro-lipomateuse, banale chez l'adulte. On trouvera des nodules tuberculeux et surtout, ainsi que nous l'écrivions plus haut, la capsule offrant peu de résistance, l'infection rénale se propagera très facilement vers elle, donnant le phlegmon périnéphrétique. Ce dernier aura un symptôme variable suivant qu'il sera haut ou bas situé.

De ce chapitre anatomo-clinique nous retiendrons essentiellement que, même lorsque les lésions paraissent à l'œil nu localisées à un pôle du rein, il est nécessaire de pratiquer l'ablation de l'organe entier, le reste du parenchyme étant infiltré de lésions tuberculeuses.

CHAPITRE VII

Symptomatologie.

Aux travaux des urologistes modernes est due l'étude clinique de la tuberculose rénale.

A la fin du siècle dernier, le maître de l'École de Necker, Guyon, enseignait que la tuberculose vésicale est *primitive*, l'atteinte du rein *secondaire*. L'endoscopie a permis, en surprenant au début l'évolution de la maladie, de renverser les termes de ce dilemme.

Le rein est le premier atteint de l'arbre urinaire ; et la plupart du temps les localisations vésicales ne sont dues qu'à la propagation des lésions de l'orifice uretéral.

L'étude des milliers d'observations de tuberculose rénale recueillies actuellement a cependant montré que cliniquement la symptomatologie rénale est silencieuse et que le plus souvent le malade se plaint de la vessie : cystalgie, pollakiurie diurne, plus fréquemment nocturne, ainsi que l'a enseigné Bazy, sont les symptômes qui amèneront le malade au chirurgien. Parfois ce sera au contraire une hématurie, signe considéré autrefois comme prodromique. Dans d'autres cas, une analyse d'urine aura révélé la présence d'albumine et aura conduit à un examen microscopique révélant le pus, pus amicrobien ou contenant des bacilles de Koch.

Quelquefois cette analyse d'urine aura été conseillée par un médecin à une malade se plaignant sans cause connue de dépérissement, d'asthénie, de douleurs vagues.

Rarement nous assisterons à un début rénal ; douleurs lombaires, soit sourdes et diffuses, soit aiguës affectant le type de la colique néphrétique.

Un examen clinique pourra aussi dans quelques rares cas révéler la présence d'un gros rein. Enfin il a été donné d'observer chez l'adulte, comme premier symptôme (signal symptom), une incontinence diurne ou nocturne dont le malade ne connaît pas la cause. Cette incontinence, nous le verrons plus loin, se retrouve avec une plus grande fréquence chez l'enfant.

Peu à peu, au bout de quelques mois ou de quelques années, ces phénomènes isolés tout d'abord deviendront plus nombreux et donneront à la maladie sa véritable physionomie. Les phénomènes vésicaux deviendront plus aigus, les douleurs plus violentes, douleurs vives au moment de la miction, sensation de pesanteur dans le bas-ventre. Leur intensité peut être telle qu'elles enlèveront tout repos au malade, rendant sa vie intolérable.

La pollakiurie augmentera de façon telle que le petit malade qui n'urinait auparavant que deux ou trois fois par nuit, ne pourra reposer et que les mictions seront pour ainsi dire subintrantes. C'est en général ainsi que se constitue le tableau de la fausse incontinence.

L'hématurie vésicale, qui primitivement consistait en quelques gouttes de sang à la fin de la miction, devient plus abondante, colorant entièrement les urines.

A cette époque, il est difficile, impossible même, de dire si le sang vient de la vessie ou du rein ; du côté de cet organe, en effet, les signes cliniques deviennent de plus en plus nets ; les douleurs augmentent, parfois localisées, parfois irradiées vers l'abdomen, vers le thorax. Le rein augmente de volume, il devient pendant les premières périodes perceptible à la palpation bimanuelle, puis, soit que les cavernes rénales atteignent un gros volume, soit qu'il se forme une pyonéphrose tuberculeuse, soit que l'on se trouve en présence d'accidents périnéphrétiques, l'examen décèle une grosse tuméfaction au niveau de l'hypocondre.

Nous arrivons alors à la période terminale. L'état général est de plus en plus atteint. Les phénomènes vésicaux prennent une acuité atroce. La tuberculose se généralise, tuberculose de l'autre rein, tuberculose génitale, tuberculose osseuse, pulmonaire, parfois même méningée.

L'infection secondaire contribuera à affaiblir le malade et donnera lieu à des complications que nous envisagerons plus tard.

Telle sera la fin du tuberculeux rénal emporté par la généralisation, par une complication infectieuse après une lente agonie.

Aux diverses périodes de la maladie, l'examen du malade montrera des faits parfois de peu d'importance, parfois primordiaux.

Au début, l'examen extérieur est négatif : il en sera de même de la palpation. Nous avons déjà dit cependant qu'elle pouvait révéler à cette époque une augmentation de volume du rein. La palpation bimanuelle est cependant un moyen d'investigation précieux.

Le malade étant couché, la paroi abdominale relâchée, la masse fléchie sur l'abdomen, le chirurgien placera l'une de ses mains au niveau de l'angle costo-lombaire ; de l'autre, posée à plat sur la paroi abdominale, au-dessous des dernières côtes, il déprimera peu à peu la paroi ; profitant des mouvements inspiratoires il arrivera ainsi à déceler une défense musculaire plus ou moins vive : contracture du muscle de la paroi abdominale antérieure de l'abdomen, mais nous insistons aussi sur la contraction du muscle postérieur (carré des lombes). Tandis que du côté sain les doigts s'enfoncent facilement sans rencontrer de résistance dans l'échancrure costo-lombaire, ils seront du côté malade arrêtés par une résistance plus ou moins importante.

Chez les sujets maigres, la main abdominale, repoussant les muscles antérieurs, arrivera pour ainsi dire au contact de la paroi postérieure. Si le rein est augmenté de volume, cette dépressibilité sera diminuée et le clinicien sentira ou une tumeur nette, ayant la forme du pôle inférieur du rein, ou une tuméfaction diffuse occupant l'hypocondre.

Le rein, dans la tuberculose, ne sera pas réductible comme dans la ptose rénale et ce sera un moyen de ne pas confondre les deux affections.

La tumeur présente le contact lombaire, c'est-à-dire les mains étant placées ainsi que nous l'avons dit pour le palper bimanuel, la main postérieure repoussant le rein par choc brusque, ce dernier viendra heurter la main abdominale. Lorsque, très rarement, le rein a acquis un volume considérable, nous rappellerons qu'en arrière il fera une voussure de l'espace costo-lombaire et qu'en avant la sonorité intestinale permettra de rejeter la pensée d'une tumeur hépatique, splénique.

La palpation du bassinet et de l'uretère doit toujours être systématiquement pratiquée. La pression sera faite au niveau des points de Bazy. les points supérieurs siégeant au niveau de l'ombilic, au niveau du bord externe du grand droit ; les points inférieurs siégeant au niveau du point où l'uretère pénètre dans la cavité pelvienne. Nous rappellerons que l'uretère croise l'artère iliaque externe.

Un bon moyen de les rechercher a été indiqué ces dernières années. On sait que le trajet de l'iliaque externe est indiqué par une ligne partant de l'ombilic et aboutissant au milieu de l'arcade de Fallope. Si donc, suivant cette ligne, les mains du chirurgien dépriment la paroi en se dirigeant vers l'ombilic, elles pourront, lorsque l'uretère sera augmenté de volume, sentir un cordon ou plus simplement déterminer une douleur en ce point.

Le toucher vaginal chez la femme, rectal chez l'homme, en dehors des lésions génitales pourra provoquer une douleur exquise au niveau de l'embouchure urétérale ou même fera sentir un cordon gros, induré. Nous ne parlerons que pour mémoire des points de Pasteau, car il nous a paru que leur importance est secondaire en matière de tuberculose rénale.

Nous ne nous étendrons pas longuement sur l'examen des

urines. La polyurie existe le plus souvent dès le début. Les urines ont tout d'abord un aspect généralement opalescent, dépoli; elles ont perdu leur brillant ainsi que l'a montré Bazy. Mais plus tard nous aurons affaire à la polyurie trouble si bien décrite par le professeur Guyon.

L'analyse chimique révélera des troubles apportés à l'excrétion des substances normalement contenues dans l'urine, mais n'aura pas la valeur des examens que l'on pratique actuellement chez tout urinaire, épreuve du bleu de méthylène, épreuve d'Albarran, épreuve d'Ambard.

L'examen microscopique pourra, dès le début, montrer quelques hématies dans une urine qui paraissait normale; elle permettra de savoir que l'albumine signalée par l'analyse chimique est due à la présence de pus.

Rappelons que l'absence de bacilles de Koch ne doit pas faire rejeter le diagnostic de tuberculose; au contraire, un pus amicrobien est considéré actuellement comme un bon signe de bacillose. Pour aider au diagnostic le clinicien a encore à sa disposition l'inoculation au cobaye, les épreuves dont nous parlons plus haut, enfin l'examen endoscopique dont l'importance nous oblige à une description spéciale et sans lequel on ne peut espérer un diagnostic exact et par suite une thérapeutique efficace.

Nous avons esquissé assez rapidement la symptomatologie de la tuberculose rénale chez l'adulte; elle nous a paru nécessaire, car nous retrouvons ces mêmes symptômes légèrement modifiés chez l'enfant.

Chez ce dernier, le début est aussi très variable. Cependant chez lui aussi dominent la plupart du temps les douleurs vésicales; les phénomènes de cystite sont en effet très communs, mais, en compulsant les observations que nous avons recueillies, on pourra se rendre compte qu'un des symptômes primordiaux de la plus haute importance est l'incontinence d'urine.

Celle-ci simule à s'y méprendre l'incontinence dite essentielle et fera errer la famille et même le médecin. Pourtant un examen minutieux permet de lui attribuer souvent une symptomatologie propre.

L'enfant ne présente cette incontinence que depuis quelques mois. Il a passé des années sans qu'on ait à lui reprocher cette infériorité. Cette incontinence nocturne s'accompagne d'ailleurs de mictions irrésistibles, soit le jour, soit la nuit. Malgré un effort de volonté, le malade éveillé mouillera ses vêtements. Ces mictions impérieuses sont aussi douloureuses. Le petit malade souffre de sa vessie, soit lorsqu'elle est distendue, soit au contraire à la fin de la miction. Quelques gouttes de sang apparaîtront alors, hématuries terminales attribuées bien souvent à une lésion banale du col vésical et qui mériterait d'être prises en considération plus sérieuse.

A côté de ces symptômes vésicaux, de cette incontinence surtout nocturne comme chez l'adulte, le début de l'affection peut se trahir par des symptômes rénaux, hématuries rénales dont nous ne reprendrons pas ici le caractère, douleurs aiguës de coliques néphrétiques, douleurs sourdes que l'enfant ne saura pas localiser et à irradiations variées ; il y a aussi la tuméfaction rénale ayant évolué de bas en haut, qui avait passé inaperçue. Mais l'enfant a maigri, son état général est devenu mauvais, on a trouvé de l'albumine dans son urine. Au début, on trouve aussi signalé quelquefois le phlegmon périnéphrétique.

Nous savons en effet la fréquence de cette affection chez l'enfant et dans notre chapitre d'anatomie, nous avons essayé d'en donner les raisons.

Un enfant qui jusque-là paraissait bien portant sera pris brusquement de fièvre, de frissons, présentera un point de côté et la clinique révélera la présence de la collection purulente.

Peut-être, si l'enfant avait été suivi de plus près, aurait-on retrouvé dans son passé un des signes que nous venons de signaler : pollakiurie, incontinence, polyurie, hématurie.

Ce début, sur lequel on insistait autrefois, nous paraît être de moins en moins fréquent grâce au perfectionnement de nos méthodes d'investigation.

Celles-ci nous feront, en effet, beaucoup plus tôt reconnaître l'affection chez l'enfant, de même qu'elles ont transformé le pronostic et le traitement chez l'adulte.

L'évolution de l'affection sera comparable à celle décrite chez l'adulte. Cependant, l'âge du petit malade lui donnera une physionomie très spéciale.

Tout d'abord, plus l'enfant est jeune, moins il extériorise ses sensations. Ensuite nous avons montré, dans notre chapitre d'introduction, que la tuberculose chez l'enfant a une tendance à la généralisation autrement rapide que chez l'adulte. Nous retrouverons donc les mêmes symptômes vésicaux, les mêmes douleurs de cystite devenues intolérables, les douleurs lombaires, la tuméfaction de l'hypocondre, mais bien plus tôt apparaîtront les lésions tuberculeuses secondaires des autres organes, pulmonaires, intercostales, osseuses, méningées. Chez lui aussi les infections secondaires joueront un plus grand rôle. Nous savons, en effet, que l'infection colibacillaire des voies urinaires, chez la fillette en particulier, est fréquente. Nous avons assisté à des cathétérismes urétéraux, aseptiquement pratiqués, ayant donné issue à une urine normale mais contenant des colibacilles. Nous nous contenterons de signaler la présence de ces colibacilles sans rechercher ici leur origine, sans nous demander si elle est due à une infection ascendante, ou à une excrétion rénale, le microbe étant apporté par le sang. Cependant il n'est pas douteux qu'il doit jouer un certain rôle dans l'évolution de la maladie, de ses complications, en particulier dans l'évolution du phlegmon périnéphrétique.

Si le chirurgien n'intervient pas, l'enfant succombera donc à une de ces complications : à la généralisation de la tuberculose, à l'affection secondaire.

Ainsi que chez l'adulte, l'examen clinique a une haute valeur. L'examen externe ne révèle le plus souvent qu'un amaigrissement général du petit malade, la palpation bimanuelle aura une très grosse importance : des mains habituées pourront déceler une défense musculaire, même légère;

c'est ainsi que dans notre observation personnelle il a été permis de constater du côté malade la résistance à la pression des muscles des lombes.

Plus facilement encore que chez l'adulte, une augmentation de volume du rein sera perçue. La paroi abdominale est peu épaissie, n'est pas surchargée de graisse : les muscles peu résistants sont facilement dépressibles. Comme chez l'adulte, le palper bimanuel devra faire rejeter le diagnostic de rein flottant. Le ballottement rénal sera facilement perceptible et la sonorité intestinable au-devant de la tumeur permettra d'éliminer toute affection abdominale.

La recherche des points de Bazy supérieurs, inférieurs et au niveau de l'embouchure de l'uretère dans la vessie, des points de Pasteau devra être effectuée, mais ici encore plus que chez l'adulte elle sera infidèle. On sait combien les enfants localisent peu la douleur. Seule la constatation d'un uretère augmenté de volume aura quelque valeur.

Nous ne reviendrons pas sur l'analyse des urines et son importance. Elle comportera les mêmes recherches que chez l'adulte : examen physique, chimique, microscopique. Tout en reconnaissant son importance, nous dirons encore une fois combien elle en a perdu depuis que les travaux modernes ont permis d'étudier de plus près le fonctionnement rénal et que le perfectionnement de l'endoscopie a rendu le diagnostic de l'affection plus facile et plus sûr.

CHAPITRE VIII

Complications.

Nous n'entreprendrons pas ici l'étude détaillée des complications qui peuvent surgir au cours de la tuberculose rénale.
Dans le chapitre précédent, étudiant les symptômes de cette
maladie, nous avons décrit tout particulièrement les phénomènes de cystite tuberculeuse. Celle-ci est, sans contredit, la
conséquence fatale, la première complication de la bacillose
rénale. A elle seule, elle aggrave considérablement l'état du
malheureux et nécessitera une thérapeutique médicale et
chirurgicale spéciale. L'intervention du chirurgien tendra à
modifier les lésions vésicales elles-mêmes (cystotomie) ou
à mettre cet organe au repos par le dérivation des urines.
Nous nous contenterons de rappeler à ce propos combien le
professeur Legueu a insisté durant ces dernières années sur
les bons résultats de cette opération. Les lésions de l'uretère
produisant des rétrécissements entraîneront une stagnation de
l'urine et par suite des microbes qu'elle contient. Nous avons
déjà dit dans notre chapitre de pathogénie quelle importance
Heitz Boyer en particulier attribue à ces lésions dans l'évolution de la tuberculose du rein. La pyonéphrose ainsi constituée
sera soit de nature purement tuberculeuse, soit au contraire
due à l'infection secondaire. Elle présentera alors fréquemment
l'aspect de la pyonéphrose banale et aura la même destinée.

Au niveau de l'atmosphère périrénale, cette dualité de l'infection se retrouve. Legueu et Verliac ont signalé la présence

d'éléments tuberculeux dans la graisse périrénale, alors même qu'elle parait saine et ont insisté sur leur rôle dans la pathogénie des fistules consécutives à la néphrectomie. Le bacille de Koch peut aussi donner lieu à la formation de véritables abcès froids, dont l'origine doit être bien connue et qui ne doivent pas être confondus avec les collections d'origine osseuse, vertébrale ou costale.

Ces abcès ont été parfois le symptôme révélateur de la tuberculose rénale. Mais le plus souvent les collections purulentes périrénales sont dues à l'infection secondaire, infection colibacillaire en particulier, le coli-bacille arrivant à la graisse périrénale soit par la voie sanguine ou même par la voie lymphatique. Leur point de départ serait alors l'intestin. L'évolution de ces collections périnéphrétiques est excessivement variable, descendant vers l'abdomen; elles peuvent simuler une appendicite, s'ouvrir dans un viscère ou bien à la peau. On aura dans ce cas une fistule intarissable.

La propagation de l'infection vers le thorax, bien que moins fréquente, n'est pas moins connue. L'origine de la suppuration pleurale ou pulmonaire sera parfois difficile à dépister.

Plus fréquente nous parait être l'apparition, au cours d'une tuberculose rénale, d'une pleurésie; bien souvent nous avons pu noter, dans le service de notre maître, M. le professeur Pousson, en interrogeant les malades, l'existence, dans leur passé, alors que leur tuberculose rénale n'était pas encore cliniquement décelable, l'existence d'une pleurésie, cette pleurésie siégeant le plus souvent du côté de l'organe atteint.

La bilatéralité des lésions est, au début au moins, relativement rare. C'est la complication devant laquelle le chirurgien se trouvera le plus souvent désarmé. Cependant, lorsque les lésions d'un rein seront peu marquées, nous savons, les travaux de ces dernières années nous l'ont montré, que le malade peut largement bénéficier d'une intervention.

Au contraire, lorsque les lésions des deux organes sont telles que l'un d'eux ne suffit pas à la vie, le malade est condamné à une mort plus ou moins rapide.

A côté de la forme chirurgicale bilatérale de la tuberculose rénale, nous croyons devoir rappeler les lésions de néphrites de l'organe adelphe. Alors que ce dernier n'a pas subi l'atteinte du bacille de Koch, ces lésions peuvent être telles que la maladie simule le mal de Bright.

Le chirurgien moderne nous a appris cependant que cette complication ne devait pas arrêter le bistouri du chirurgien, et que, au contraire, débarrassé des toxines sécrétées par le rein malade, son congénère reprend peu à peu ses fonctions normales et assure une longue survie au malade. Toutes ces complications se retrouvent chez l'enfant, certaines d'entre elles cependant seront prédominantes. Chez lui, en effet, on retrouvera la cystite tuberculeuse, les localisations à distance de Koch, la pyonéphrose, la bilatéralité des lésions. Mais la lecture des observations que nous avons recueillies montrera combien plus fréquent est le phlegmon périnéphrétique chez l'enfant.

Mme Dalayrac, relatant les observations de M. le professeur Broca, en a signalé un certain nombre.

Chez beaucoup des enfants observés par M. le professeur Broca le phlegmon périnéphrétique est la première manifestation de la tuberculose rénale et Mme Dalayrac écrit, en 1910 : « Le diagnostic ne se fait et ne peut se faire qu'avec le bistouri. »

Dans le chapitre suivant, nous allons nous efforcer, au contraire, de prouver que les méthodes actuelles d'examen sont telles que l'on peut dépister de meilleure heure la tuberculose rénale, et cela même chez l'enfant.

CHAPITRE IX

—

Endoscopie.

———

A côté de l'examen clinique, de l'analyse des urines, des examens fonctionnels, est venue se ranger, durant ces dernières années, l'endoscopie. Elle a pris une importance telle qu'on ne peut plus songer actuellement, chez l'adulte, en face d'une affection des voies urinaires, à faire un diagnostic ou à instituer un traitement sans l'avoir pratiquée.

Le faible volume des organes de l'enfant semblait jusqu'à ces dernières années devoir le soustraire à ces investigations. Cependant, peu à peu un outillage plus perfectionné, une expérience plus grande de ces appareils a donné chez lui d'aussi bons résultats que chez l'adulte.

Pour l'examen de la vessie, nous disposons actuellement de deux sortes d'appareils : les cystoscopes à prismes, les cystoscopes à vision directe. Les premiers nécessitent la distension de la vessie et transmettent à l'œil de l'opérateur l'image de sa muqueuse. Les seconds, dans un champ beaucoup plus restreint, permettent d'étudier la cavité vésicale.

L'industrie nous fournit actuellement des cystoscopes à vision indirecte de très petit calibre, applicables à tout âge chez l'enfant.

Que ce soit avec ces instruments ou avec le tube de Luys, on pourra étudier les lésions de la muqueuse vésicale et en particulier celle des orifices urétéraux. La méatoscopie permet à elle seule, en effet, très souvent, de dire l'intégrité ou l'atteinte du rein correspondant.

Outre les altérations de l'orifice uretéral, elle montre les modifications de l'urine au moment de sa sortie de l'uretère : altérations du rythme uretéral, altérations de l'éjaculation uretérale trahissant un trouble de la contraction du bassinet et de l'uretère, altération, enfin, de la couleur de l'urine soit qu'elle contienne du sang, soit qu'elle soit blanchâtre ou tienne en suspension des petits grumeaux.

Cependant, il serait téméraire de se baser sur ce seul examen pour décider d'une intervention. Il faut recueillir les urines séparées. A cet effet, Luys a fait construire un petit séparateur de calibre réduit n° 15 de la filière Charrière, applicable chez l'enfant.

Il est indiscutable que l'atteinte de la vessie rendra douloureux l'emploi de cet appareil. L'enfant, souvent indocile, le déplacera, rendant la séparation illusoire. Aussi, bien supérieur est le résultat obtenu avec les cystoscopes cathétériseurs. Ceux-ci permettent une étude autrement sérieuse du fonctionnement rénal, en particulier l'épreuve des deux heures d'Albarran qui, malgré les critiques, n'a pas perdu de sa valeur.

Dans une « note sur un cas de cathétérisme uretéral chez une fillette de sept ans », dans le *Lyon chirurgical*, les professeurs Rochet et Reignand disent qu'ils ont pu employer le cystoscope habituellement en usage chez l'adulte. Les examens auxquels nous avons assisté ont confirmé ce fait. A partir de cet âge, en effet, l'uretère de la fillette admet sans grand traumatisme des sondes de calibre assez élevé.

Toutefois, d'autres auteurs se sont servis des cystoscopes auxquels nous faisions allusion plus haut.

Hogge, dans *Cathétérisme uretéral et diagnostic des affections rénales*, écrit :

« Pour exprimer toute la vérité, il faut dire que la séparation et le cathétérisme uretéral sont difficilement applicables aux jeunes enfants. Il y a une légère différence en faveur de la séparation endovésicale. Toutefois, d'après Portner et Bruni, on peut cystoscoper les enfants dès la seconde année et leur pratiquer le cathétérisme urétéral dès la huitième année. Bruni a pu pratiquer cette exploration chez des enfants de trois et de onze ans. Hollander a pu même, chez une fillette de huit mois, préciser par la cystoscopie le diagnostic de suppuration du rein gauche et faire avec succès la néphrectomie de ce côté.

» Beer a pu cathétériser l'uretère chez une petite fille de cinq ans et chez un garçon de dix ans. Le cystoscope doit être enfoncé assez profondément, parce que chez l'enfant la vessie est plus *abdominale* que *pelvienne*. On fabrique de petits cystoscopes d'exploration depuis le n° 10 Charrière, et les plus petits cystoscopes urétéraux sont du calibre de 16 1/2 Charrière ou même 15. »

Les résultats obtenus avec le cystoscope à prisme sont donc très remarquables. Actuellement, on ne saurait songer à une autre instrumentation chez le garçon. Chez la fillette, au contraire, les résultats obtenus à l'aide de la vision directe nous semblent bien supérieurs à ceux signalés par Hogge.

A maintes reprises nous avons vu Ferron cathétériser avec une extrême facilité l'uretère de petits malades. Nous ne saurions donc souscrire qu'en partie à la phrase de Hogge relatée plus haut sur la difficulté du cathétérisme chez l'enfant. La position de Trendelenburg est acceptée par eux sans aucune difficulté. Cette sensation de tête en bas est d'ailleurs beaucoup moins pénible à cet âge qu'à tout autre.

Le tube introduit, l'air distend largement la vessie, la paroi abdominale et le diaphragme se laissant refouler par la masse intestinale d'une manière beaucoup plus habituelle que chez l'adulte.

Chez ce dernier l'adiposité peut s'opposer au vide créé par la position renversée.

Si l'indocilité de l'enfant est telle qu'on ne puisse l'obliger à supporter l'examen, les anesthésiques pourront être utilisés et auront beaucoup moins d'inconvénients que chez l'adulte.

Une autre condition qui favorise le cathétérisme est l'absence de vessie à colonnes et de déformation du col. Les urologues savent tous que parfois l'échec d'un cathétérisme est dû à ces causes seules.

La brièveté du tube employé est encore un des facteurs du succès de l'examen. Un tube de 7 centimètres de long est largement suffisant pour atteindre les orifices uretéraux.

Le calibre de ce tube peut être réduit dans de très grandes proportions; l'appareil de Luys, habituellement employé chez la femme correspond au n° 55 Béniqué et a 11 centimètres de long.

Nous avons vu couramment Ferron user de tubes de calibre 36 et de 7 centimètres de longueur. Ces derniers permettent, malgré la présence de la lampe, le passage de la sonde n° 6 Charrière.

Ces dernières sondes sont le plus souvent admises par tous les méats uretéraux. Et dans le service de M. le professeur Denucé, Ferron a pu cathétériser un enfant de quatre ans.

Voici quelle est la technique habituelle du cathétérisme uretéral. La vessie bien vidée, le tube est mis en place et le malade renversé. L'opérateur recherche la bandelette interuretérale qui existe souvent chez l'enfant, et incline à droite ou à gauche l'extrémité du tube à la recherche d'un orifice uretéral. Une sonde lui est alors passée et après désinfection, si nécessaire, de l'orifice uretéral, il l'introduit dans l'uretère. Le tube retiré, on peut, si l'examen l'exige et si les dimensions de l'uretère le permettent, pratiquer de la même façon le cathétérisme de l'autre côté.

La rapidité de ces manœuvres, le peu de douleur qu'elles occasionnent, les rendent applicables chez tous les enfants.

Un seul obstacle est à considérer, c'est l'atrésie congénitale de l'orifice uretéral; celle-ci qui se rencontre aussi chez l'adulte peut cependant être vaincue si le cathétérisme est absolument nécessaire.

Nous rappellerons à ce sujet l'urétérotomie pratiquée par Gauthier, de Lyon.

Pour notre part nous avons vu, à l'hôpital du Tondu, dilater peu à peu à l'aide de bougies fines des méats urétéraux étroits.

Telle est l'instrumentation dont nous disposons actuellement. Tels sont les progrès de la technique, et nous ne craignons pas d'écrire que chez la fillette l'examen endoscopique est aussi facile que chez l'adulte et que, systématiquement essayée chez l'enfant, la cystoscopie doit amener à des interventions et à des guérisons beaucoup plus nombreuses que par le passé.

CHAPITRE X

Examen fonctionnel.

Il y a quelques années encore, pour apprécier le fonctionnement du rein, on se contentait de la recherche de l'albumine. Il fallait apprécier d'après ce signe « inconstant, infidèle et trompeur », l'état anatomique et fonctionnel du rein.

A l'heure actuelle, des procédés nombreux et beaucoup plus sûrs permettent d'apprécier dans leur ensemble la valeur des reins et surtout au point de vue qui nous occupe, étant données les urines divisées, la valeur comparée de chacun des deux reins.

Nous passerons en revue rapidement l'ensemble des procédés nécessaires et suffisants pour apprécier les fonctions rénales. Ces méthodes sont toutes applicables à l'enfant ; nous n'en ferons qu'une énumération rapide. Nous renvoyons aux traités spéciaux où toutes ces techniques nouvelles sont étudiées avec détail.

Mais d'abord il faut étudier l'urine, et ces procédés modernes d'investigation ne doivent pas faire négliger ceux de la vieille clinique. C'est souvent par l'inspection du bocal d'urine qu'au lit du petit malade on verra la première hématurie symptomatique, ou même la polyurie double qui attirera l'attention pour un examen plus complet.

Il faudra donc soigneusement inspecter les urines.

Nous avons assez insisté ailleurs sur l'importance de la polyurie pour comprendre qu'il faudra vérifier la quantité émise.

Au point de vue de la densité, il faut se souvenir qu'elle est inversement proportionnelle au volume des urines.

La cryoscopie est l'étude du point de congélation du liquide. On sait que l'eau distillée congèle à 0 et que le point de congélation de solutions salines est d'autant plus abaissé que la solution est plus riche en substances dissoutes.

La cryoscopie mesure donc la concentration globale en substances dissoutes. Pour qu'elle soit plus expressive, on a voulu lui adjoindre un élément de dissociation et on a comparé le point cryoscopique global au taux du chlorure de sodium $\dfrac{\lambda}{NaCl}$

Cette méthode n'a pu guère donner d'indications nouvelles, puisque dans la cryoscopie il n'y a rien qui ne soit déjà connu par l'examen chimique des urines.

L'examen chimique des urines doit toujours être fait avec le plus grand soin ; sans doute, à lui seul, il ne donne pas des renseignements définitifs, mais complété par les autres procédés d'examen, il permet d'obtenir des renseignements importants.

Pour éviter des interprétations fâcheuses, il est indispensable de n'étudier que l'urine sécrétée pendant un temps assez long, vingt-quatre heures par exemple, et il faudra faire des examens répétés pendant plusieurs jours si des causes d'erreur sont constatées ou soupçonnées.

Ensuite il ne faut pas seulement tenir compte des éléments au litre, mais encore et surtout de la quantité éliminée vraie.

Il faudra s'entourer de certains renseignements touchant le genre de vie de l'enfant et aussi son régime alimentaire, puisque le rein est destiné à éliminer d'autant plus que le sang contient davantage de ces matériaux qu'on doit retrouver dans l'urine.

L'analyse chimique comprend deux parties bien distinctes : l'étude des éléments anormaux, l'étude des éléments normaux.

Il faudra aussi faire, surtout dans le cas qui nous occupe, l'examen microscopique qui permettra quelquefois d'orienter le diagnostic par la découverte du bacille de Koch.

Il faudra toujours, quand on en aura la possibilité, inoculer au cobaye le produit de la centrifugation de l'urine. On pourra ainsi, par ce seul moyen, déceler une tuberculose rénale qui aurait sans cela échappé à la clinique, du moins au stade de début.

L'examen du sang est très important pour l'appréciation du fonctionnement rénal.

Il peut être fait à un double point de vue :

1° Au point de vue cryoscopique ;

2° Au point de vue chimique.

Le premier est un peu abandonné. Étant donné le point cryoscopique —0 56 du sang chez un individu normal, on avait espéré que toute variation de ce point indiquerait l'existence d'un trouble du fonctionnement rénal, et qu'inversement la constatation d'un point cryoscopique normal indiquerait un bon fonctionnement des reins. C'étaient des prévisions théoriques que l'expérience n'a pas confirmées.

Au contraire, l'appréciation du fonctionnement rénal par le dosage de l'urée dans le sang, qui a été surtout mise en lumière par Widal et Javal, a donné d'excellents résultats.

Au point de vue du pronostic opératoire et même des indications opératoires, les chirurgiens peuvent employer ce procédé.

Mais Ambard est arrivé à des résultats encore plus précis en faisant un examen simultané de l'urée dans l'urine et dans le sang.

Il a ainsi établi sa constante uréo-secrétoire, dont l'emploi est en train de se généraliser et dont notre ami Lacour vient de faire une étude très intéressante dans un mémoire récent.

Nous n'entreprendrons pas l'étude des éliminations provoquées, nous nous contenterons de les signaler, car elles pourront servir lorsqu'on étudiera le fonctionnement séparé des deux reins.

L'épreuve du bleu de méthylène (Achard et Castaigne) consiste à injecter dans le muscle de la fesse 1 centimètre cube de solution de bleu de méthylène à 5 % dans l'eau distillée autoclavée à 110 degrés.

La vessie est vidée au moment de l'injection et les urines recueillies de demi-heure en demi-heure, puis d'heure en heure, après l'injection, puis à des intervalles plus éloignés jusqu'à la disparition totale du bleu. Chez l'enfant, l'élimination du bleu se fait entre 12 et 18 heures, avec maximum entre la cinquième et la septième heure.

Pour interpréter les résultats, il faut envisager plusieurs facteurs qui sont : le début de l'élimination, son intensité, son rythme, sa durée.

L'épreuve du bleu donne des renseignements de premier ordre sur l'état anatomique et fonctionnel du rein et en particulier sur sa perméabilité.

La glycosurie phloridzique a été proposée par Achard et V. Delamare.

Elle consiste à injecter sous la peau 5 milligrammes de phloridzine et l'on recherche ensuite la glycosurie par l'examen fractionné des urines. A l'état normal on constate que le sucre apparaît au bout d'une demi-heure ou d'une heure et disparaît après deux ou quatre heures, ayant atteint en tout 0 gr. 50 à 2 gr. 50.

Cette épreuve est intéressante et peut s'associer au cathétérisme de l'uretère ; malheureusement, comme dit Achard, « nous ne connaissions pas jusqu'ici d'une façon précise comment se produit la glycosurie phloridzique, aussi ces anomalies ne peuvent-elles indiquer encore que l'existence d'un trouble des fonctions rénales sans nous renseigner sur la nature exacte de ce trouble. »

La *polyurie expérimentale* a été proposée pour étudier le fonctionnement comparé de chacun des deux reins après cathétérisme de l'uretère. Cette épreuve est basée sur les lois suivantes qui ont été établies par Albarran.

a) Le rein malade a un fonctionnement beaucoup plus constant que le rein sain et sa fonction varie d'autant moins, d'un moment à l'autre, que son parenchyme est plus détruit.

b) Lorsqu'un des deux reins est seul malade ou plus malade que l'autre, sous l'influence d'un trouble de la fonction urinaire, il modifie sa fonction moins que l'autre ; l'écart entre les deux glandes s'exagère surtout par la variation dans le fonctionnement du rein sain.

C'est sur ces deux lois que se trouve basée l'étude de la polyurie expérimentale. Elle consiste essentiellement à recueillir l'urine pendant plusieurs demi-heures consécutives. Au bout de la première demi-heure, on fait boire au malade deux ou trois verres d'eau d'Évian. Chaque échantillon d'urine, recueilli séparément, est analysé et le premier échantillon sert de point de comparaison pour étudier les modifications de l'urine dans les autres échantillons.

Les données que nous venons de décrire nous indiquent le fonctionnement global des reins, « mais le chirurgien a besoin d'avoir des données précises sur l'excrétion et le fonctionnement de chacune des deux glandes. Il doit faire le diagnostic du rein malade, mais aussi, et surtout, de la valeur de l'organe conservé. Il appliquera les mêmes méthodes que le médecin, mais seulement après avoir recueilli l'urine des deux reins. »

Nous avons montré, ailleurs, comment le cathétérisme de l'uretère, rendu plus facile chez l'enfant par les nouveaux procédés de Ferron, devait être employé de préférence. Nous n'y reviendrons pas.

Ces résultats, fournis par les méthodes de la division des urines, sont de deux ordres : ils permettent de savoir quel est le rein lésé et quelle est la valeur fonctionnelle du rein qui paraît indemne.

A. Pour savoir quel est le rein lésé, il suffit de pratiquer l'analyse chimique, histologique, et bactériologique de l'urine de chacun des deux reins. On verra souvent que l'un des deux seulement contient du sang, du pus ou des bacilles de Koch.

B. Pour apprécier la valeur fonctionnelle de chacun des deux reins, on comparera la densité et la composition chimique des urines de chacun des deux reins ; on notera comment se fait l'élimination du bleu et comment chacun d'eux réagit à la phloridzine, mais la méthode de choix est la polyurie expérimentale.

A l'état normal, les deux reins ont une modification parallèle de la quantité et de la composition d'urine éliminée.

A l'état pathologique, si le fonctionnement des deux reins est défectueux, on ne constate que des modifications insignifiantes de la quantité et de la qualité de l'urine éliminée dans les demi-heures qui suivent l'absorption de l'eau; et dans ce cas, alors même qu'on a reconnu qu'un seul rein est lésé, on peut affirmer que l'autre a un fonctionnement insuffisant.

Si, un rein étant lésé, l'autre a un bon fonctionnement, on constate que la quantité d'urine éliminée par le rein malade n'augmente pas, alors que le rein sain est nettement polyurique.

Partant de ces données, on voit que la polyurie expérimentale d'Albarran est une méthode de choix qui permet de se rendre compte de la suractivité dont le rein sera capable dans le cas où l'on supprimerait l'adelphe malade.

Tels sont les examens fonctionnels et chimiques qui permettent d'éclairer le diagnostic. « Mais quelque précises que soient les méthodes actuelles, a dit Ferron dans sa thèse, il ne faut pas leur demander plus qu'elles ne peuvent donner. A côté du rein altéré se trouve l'organisme tout entier. Les lésions légères ou profondes qu'il a subies pourront entraîner une issue fatale. Seule la clinique nous les fera soupçonner. »

Les méthodes actuelles ne sauraient donner la certitude mathématique que la médecine ne peut connaître, elles diminuent simplement la part d'inconnu d'un problème complexe.

CHAPITRE XI

Pronostic et Diagnostic.

Le tableau clinique que nous avons tracé dans les chapitres précédents est des plus sombres. Livrée à elle-même, dans la grande majorité des cas, la tuberculose rénale conduit inévitablement à la mort. La durée de l'évolution de la maladie est excessivement variable avec les cas. Il a été donné d'observer des formes de tuberculose chirurgicale du rein enlevant le malade en quelques mois ; au contraire, tout urologue a dans sa mémoire des cas à évolution torpide durant des années, laissant le malade vivre d'une existence à peu près normale et ne se terminant que de longues années après que le diagnostic fut posé pour la première fois. Bien des fois il a été insisté sur les cas de pseudo-guérisons de la tuberculose rénale. Le rein exclu par oblitération de l'uretère, les urines se clarifient et il semble que l'on assiste à une véritable résurrection du malade. Des mois ou des années plus tard, l'infection tuberculeuse se montrant au niveau d'un autre organe du rein jusque-là considéré comme sain, vient trop tard faire regretter une intervention chirurgicale qui a été repoussée.

Cette généralisation est en particulier à craindre chez l'enfant. Nous avons, au début de notre travail, longuement rappelé la tendance à la généralisation que la tuberculose affecte chez lui. Le pronostic sera encore plus sombre chez lui que chez l'adulte si la chirurgie n'est pas appelée à intervenir.

La tuberculose rénale affectant différents types, nous serons conduit à en faire le diagnostic avec de multiples affections. Les phénomènes vésicaux étant ceux qui marquent le plus habituellement le début clinique de la tuberculose rénale, nous devions tout d'abord songer à éliminer les affections à symptomatologie médicale.

La cystite banale se rencontre souvent chez l'enfant, mais les antécédents, les douleurs plus violentes à la fin de l'hématurie terminale, la présence dans l'urine de pus à caractère vésical, les examens microscopiques de ce pus permettent d'éliminer cette affection. Nous savons tous que, depuis Guyon, l'instillation de nitrate d'argent est considérée comme le traitement pierre de touche : donnant une accalmie, il fera faire le diagnostic de cystite banale, augmentant les douleurs, il fera penser à la tuberculose.

Chez l'enfant, plus encore que chez l'adulte, le calcul vésical peut donner lieu à une erreur de diagnostic ; mais outre les caractères classiques de la douleur et de l'hématurie provoquées par le mouvement, calmées par le repos, l'explorateur de Guyon reconnaîtra le plus souvent la pierre.

Le néoplasme vésical est rare chez l'enfant ; nous n'insisterons pas sur ses caractères bien connus, qui, dans la plupart des cas, lui donnent une physionomie toute particulière. Cependant, bien souvent le diagnostic ne pourra être fait que grâce à l'endoscopie, l'œil seul donnera la certitude. Ce dernier mode d'investigation aura une bien plus grande importance lorsque la maladie simulera une des affections suivantes :

La tuberculose rénale peut s'accompagner de rétention d'urine. La cause de ces rétentions centrales ou périphériques peut souvent échapper. Le cystoscope montrant les lésions typiques autour d'un orifice urétéral, le cathétérisme de cet uretère nous donnera la certitude.

Mais le plus fréquemment chez l'enfant, l'incontinence sera à rejeter. On sait combien cette infirmité est fréquente dans le tout jeune âge. Nous avons dit dans la symptomatologie les caractères différentiels de l'incontinence d'origine tuberculeuse. Apparaissant souvent chez des sujets qui jusque-là en étaient

indemnes, l'incontinence doit amener à un examen approfondi
de l'appareil urinaire. Il en est de même lorsqu'elle se montrera chez un sujet déjà plus avancé en âge, enfant de douze à
treize ans par exemple. Toutefois l'incontinence d'urine d'origine tuberculeuse peut simuler de telle façon l'incontinence
dite essentielle qu'il n'est pas possible cliniquement de les
différencier. Aussi conseillons-nous l'examen endoscopique
et les épreuves fonctionnelles chez tout enfant atteint de cette
infirmité.

L'hématurie est parfois le symptôme de début de la tuberculose rénale. Nous ne tracerons pas ici le caractère différen-
tiel de l'hématurie vésicale et de l'hématurie rénale, et nous
nous contenterons de faire remarquer que l'hématurie vésicale
peut être due, comme dans quelques-unes de nos observations,
à la propagation de l'affection tuberculeuse à la vessie. La
tuberculose vésicale primitive est tenue, aujourd'hui, pour
excessivement rare; elle existe cependant et il faudra parfois
une endoscopie soignée, des examens fonctionnels répétés, pour
établir l'atteinte rénale.

La tuberculose se présente parfois sous l'aspect de la
néphrite médicale. Les antécédents tuberculeux ou les localisations actuelles de tuberculose en un autre point de l'organisme devront faire songer à la bacillose rénale ; de plus cette
dernière a pour elle la polyurie, la pollakiurie nocturne.
Cependant nous savons qu'on observe parfois les petits signes
du brightisme dans la tuberculose. La malade de notre observation princeps n'a-t-elle pas présenté un œdème de la pau-
pière qui attira l'attention de la famille et du médecin et
l'incita à faire l'analyse de l'urine? Si cette analyse est
négative, il faudra même, si dans les antécédents de l'enfant
on relève une des maladies causes les plus habituelles des
néphrites, procéder aux examens dont nous avons déjà si
souvent parlé.

Lorsqu'on se trouve en présence d'une grosse tumeur rénale,
il faut établir en premier lieu qu'il s'agit bien d'un rein, il est
des symptômes classiques que nous n'aurions garde d'oublier.

Le contact lombaire, la sonorité prétumorale permettront de penser aux reins même en l'absence de symptômes urinaires.

Cependant, bien des fois, le diagnostic restera en suspens et le cathétérisme urétéral, l'examen fonctionnel du rein seront d'un grand secours. Il ne faudra pas négliger, dans ce cas, la radiographie; Legueu et ses élèves, en particulier, ont insisté sur les services que peut rendre cette branche de la science médicale dans tous les cas de bassinet dilaté.

Chez l'enfant le rein mobile est fréquent, et en présence d'un rein nettement perçu, le diagnostic de rein déplacé ou de tuberculose s'imposera. Mais nous savons que très souvent, le rein mobile est réductible dans sa loge, il n'en est pas de même dans le cas de rein augmenté de volume, dans la tuberculose en particulier.

Le cancer du rein est une affection assez fréquente chez l'enfant; sa symptomatologie est bien spéciale, hématuries survenant brusquement en pleine santé, sans cause connue et en abondance excessivement variable, disparaissant aussi sans motif, tumeur sentie par hasard ou bien lorsqu'elle a déjà atteint un énorme volume; alors, elle donnera des troubles par compression des organes voisins ou bien se traduira par de sonores douleurs lombaires. Mais pendant toute l'évolution de cette maladie, sauf l'hématurie, on observera très peu de signes urinaires. Les mictions restent normales, pas de pollakiurie, ni de polyurie; très rarement urines troubles et purulentes par infection spontanée.

Le calcul rénal peut aussi prêter à confusion; la lithiase aseptique donnera lieu à des hématuries provoquées par le mouvement, calmées par le repos. Il en est de même, en particulier, de la percussion de la fosse lombaire, qui éveillera une douleur vive, inconnue dans la tuberculose.

Autrement difficile est le diagnostic dans le cas de lithiase rénale infectée. Sans doute, très souvent la fièvre et l'atteinte de l'état général sont tout autres, l'histoire de la maladie bien différente. Mais il est des cas où la maladie aura des allures torpides, présentera des symptômes à prédominance vésicale et, alors, le clinicien aura besoin de tous les modes d'examen que la science moderne aura mis à sa disposition. Dans l'analyse des urines on trouvera un pus chargé de microbes banaux : colibacilles, streptocoques, staphylocoques.

A l'aide du cystoscope on verra une vessie saine et dont la muqueuse montrera les caractères de la cystite banale.

Les cathétérismes de l'uretère seront aussi d'une très grande utilité. Mais ici, plus que pour toute affection, on devra utiliser la radiographie. Elle montrera le calcul, car nous savons qu'actuellement les progrès de l'instrumentation permettent de déceler même les pierres d'acide urique.

L'hydronéphrose ne sera très souvent reconnue qu'à l'occasion d'un examen. Telle est l'histoire de nombreuses poches hydronéphrotiques qui, chez des gens à passé exempt de symptômes urinaires, ont fait porter le diagnostic de kyste hydatique du foie, de tumeur du mésentère, de kyste de l'ovaire. Dans notre chapitre de symptomatologie nous avons parlé de l'hydronéphrose tuberculeuse, elle sera parfois difficile à différencier de cette affection. Les petites poches d'hydronéphrose à rétention intermittente donneront lieu à un diagnostic plus difficile. Là encore le clinicien aura recours aux méthodes que nous avons exposées. La tuberculose rénale peut donner lieu parfois à des crises de coliques analogues à des crises néphrétiques. Le médecin devra y songer et pratiquer un examen approfondi avant d'envoyer son malade à Capvern.

Dans tous les cas de douleurs lombaires, il faudra aussi songer à la tuberculose rénale, bien des malades traités pour des maux de Pott présentaient une localisation rénale. Mais bien plus délicat sera le diagnostic entre un phlegmon périnéphrétique consécutif à une tuberculose rénale et un abcès froid, d'origine pottique en particulier. Sans doute, le phlegmon périnéphrétique fut le symptôme révélateur dans plusieurs des observations que nous avons recueillies, mais dans aucune d'elles un examen sérieux de l'appareil urinaire n'avait été pratiqué. De ces observations nous devons donc conclure que lors de toute collection de l'atmosphère périrénale on doit systématiquement employer les méthodes modernes d'investigation. Bien souvent elles révéleront la présence d'une lésion rénale importante, le chirurgien ne sera pas exposé à considérer comme guéri, après une incision d'abcès, un malade atteint d'une affection grave.

Lorsque chez un enfant le diagnostic de tuberculose rénale a été posé, il faut éliminer, avant de songer à la forme dont nous nous occupons, les tuberculoses à type médical, bien que rares sans lésions rénales. La bacillurie existe et ne doit pas être confondue avec la tuberculose caverneuse.

Prendre pour une simple bacillurie une tuberculose chirurgicale serait s'exposer à de cruels mécomptes.

La tuberculose miliaire n'est qu'un phénomène au cours de l'évolution d'une granulie.

La néphrite tuberculeuse a des caractères très spéciaux, une symptomatologie médicale. Cependant, nous l'avons vu, il n'existe pas d'incompatibilité entre la tuberculose chirurgicale et la tuberculose médicale. Les travaux modernes ont mis en lumière les lésions de l'organe adelphe au cours d'une tuberculose rénale; nous conclurons donc que, même dans ce cas, il faut pratiquer un examen complet, il pourra être d'une très grande utilité pour le malade.

Nous nous trouvons en présence d'une tuberculose ulcérocaséeuse du rein; est-elle primitive ou au contraire s'accompagne-t-elle d'autre localisation grave de la bacillémie?

Un examen de tout l'organisme est toujours nécessaire en face d'une affection des reins. En particulier une lésion du poumon sera une contre-indication à toute tentative de traitement chirurgical; l'évolution rapide de l'affection pulmonaire rendrait inutile, parfois désastreuse l'intervention.

Au contraire il est des localisations qui, loin de contre-indiquer la néphrectomie, la commandent: l'organisme, débarrassé du principal foyer tuberculeux, lutte avec moins de désavantage contre les lésions secondaires.

La tuberculose est-elle purement urinaire, et avons-nous affaire à la forme chirurgicale? Ici encore, la cystoscopie, le cathétérisme de l'uretère, les examens fonctionnels établiront l'atteinte des deux reins ou l'intégrité de l'un d'eux.

Au début, la lésion est heureusement, le plus souvent, unilatérale. Plus tard, l'organe adelphe est parfois lésé, il faudra établir le degré de ces lésions. Peu avancées, elles bénéficieront d'une néphrectomie. Au cystoscope seul sera due la connaissance exacte des lésions vésicales, leur étendue commandera parfois une conduite chirurgicale spéciale.

En résumé, nous avons trouvé chez l'enfant un diagnostic analogue à celui qui s'impose chez l'adulte. Disposant actuellement des mêmes méthodes d'examen, il est considérablement simplifié chez lui, cependant il présentera quelques particularités. Le diagnostic avec l'incontinence est beaucoup plus important, le phlegmon périnéphrétique est plus fréquent; enfin, la tendance à la généralisation est telle que, plus encore que chez l'adulte, l'intervention doit être précoce dès les premiers symptômes, dès le diagnostic établi.

CHAPITRE XII

Traitement.

Après la discussion du Congrès français d'urologie de 1912, un seul traitement peut et doit être considéré comme pouvant guérir la tuberculose rénale : c'est la néphrectomie. Les statistiques ont montré que très souvent elle donnait une guérison définitive, parfois une survie appréciable. D'autre part, sa bénignité au point de vue opératoire rend encore plus tentante cette méthode. Cependant, elle n'est pas applicable à tous les cas et nous croyons devoir envisager ici les malades aux diverses périodes de l'affection, ainsi qu'ils se présentent au clinicien.

Mais, avant tout, nous rappellerons que le Congrès de 1912 a prouvé l'échec de la thérapeutique médicale. Sans doute l'hygiène, le traitement général de la tuberculose doivent toujours être employés dans le cas qui nous occupe. Le malade engraissera, reprendra des forces pour un temps, parfois même les urines redeviendront claires, et l'entourage, très fier de voir le malade échapper au chirurgien, criera à la guérison. Puis des mois et des années passent, l'évolution de la maladie se poursuivra et ramènera le malade, souvent trop tard, à l'opé-rateur. Les mêmes résultats ont été obtenus avec les méthodes du traitement médical de la tuberculose.

Peut-être l'avenir, les nouvelles découvertes rendront à la médecine ces malades que seul actuellement le chirurgien guérit, les progrès réalisés par les expérimentateurs le font espérer, mais un simple espoir ne permet pas de sacrifier des vies humaines.

Le rein, contrairement à d'autres organes, ne peut pas guérir. « On peut, a dit Cathelin, immobiliser une articulation pendant des années et obtenir une guérison; le rein travaille toujours et ses éléments sont constamment baignés par un liquide contenant des bacilles de Koch. »

Dans notre chapitre de pathogénie, d'autre part, nous avons rappelé l'importance des lésions du bassinet et de l'uretère dans l'évolution de la lésion rénale. Détruisant les contractions rythmiques de la couche musculaire, formant des rétrécissements, elles produisent la stagnation de l'urine.

Nous savons, depuis Guyon, l'importance de cette stagnation dans toute la pathologie urinaire. En cavité close, l'infection prendra de plus grandes proportions, formera des cavernes; contre ce processus, il n'est pas de thérapeutique médicale capable de lutter; il faut donc nous résigner à voir opérer nos malades.

Au début de l'affection, peut-être, malgré les résultats peu encourageants obtenus jusqu'à ce jour, peut-on essayer un traitement médical. Pour ce faire, plusieurs indications sont nécessaires.

Par sa position sociale, le malade doit être mis à l'abri de toutes les causes qui favorisent l'évolution de la tuberculose. Conditions d'hygiène normale : bonne nourriture, repos; enfin, il doit être suivi et surveillé de près par un médecin au courant des affections urinaires et capable, si le traitement ne donne pas les résultats attendus, de rendre le malade au chirurgien.

Donc, au début, le traitement de choix est la néphrectomie. Elle s'impose dans la classe ouvrière; elle peut être discutée dans la classe aisée ; mais trop souvent par le fait que la famille est tenue plus ou moins au courant par des ouvrages vulgarisateurs des progrès de la science, on laissera évoluer l'affection et on acceptera trop tard pour l'enfant l'opération nécessaire. A cette période, l'intervention donnera les meilleurs succès.

La plupart du temps, la tuberculose rénale est chirurgicalement primitive.

L'organisme est sain; du côté du reste de l'arbre urinaire à peine trouvera-t-on quelques lésions vésicales, le méat urétéral peut être indemne, mais plus souvent il sera lésé. Son aspect est alors variable, ou bien on le verra sous forme d'une ulcération plus ou moins profonde ou bien ses lèvres seront comme œdématiées, infiltrées. Tout autour, on pourra voir de petits tubercules typiques, ces petites ulcérations superficielles, en coup d'ongle, dont le seul aspect permet d'affirmer un diagnostic de tuberculose. Toutes ces lésions régresseront après la néphrectomie avec d'autant plus de rapidité qu'elles seront plus légères.

Plus tard, c'est encore vers la vessie que les lésions s'étendent, nous verrons alors apparaître la cystite tuberculeuse typique avec ses ulcérations analogues à celles que l'on rencontre au niveau de tout autre organe. L'infection secondaire aggravera bientôt le tableau clinique et les douleurs de la cystite bacillaire apparaîtront. Là, encore, le chirurgien obtiendra de très beaux succès. Après l'intervention, les lésions vésicales mettront beaucoup plus de temps à se cicatriser, cependant il est courant d'assister à une guérison complète, le médecin y aidera par le traitement général dont nous avons déjà parlé, par le traitement local : instillations d'huile goménolée, d'huile iodoformée. Nous avons suivi des malades qui ont bénéficié des méthodes modernes d'endoscopie; nous avons vu des guérisons, des améliorations beaucoup plus rapides grâce aux attouchements, aux cautérisations directes de la muqueuse, à l'aide du tube de Luys. Cet instrument rendra donc encore des services dans le cas de cystite tuberculeuse rebelle. Mais il est des cas ou la lésion vésicale est telle qu'elle nécessite par elle-même les soins du chirurgien. Nombreuses sont les méthodes employées en ce cas. Nous avons vu employer avec succès la curette endovésicale de notre maître, le Professeur Pousson. Dans son service aussi nous avons vu des malades très améliorés par la cystostomie sus-pubienne. La vessie ouverte, les lésions endovésicales arrêtées, cautérisées, la vessie mise au repos grâce à la sonde hypogastrique, nous avons vu de très réels succès.

Nous ne parlerons ici que pour mémoire des autres tailles, la taille périnéale chez l'homme, vaginale chez la femme sont des opérations qui n'autorisent pas une action aussi facile sur ces lésions endovésicales. La taille sus-pubienne, s'adressant au sommet, le plus souvent indemne ou moins atteint, nous paraît beaucoup plus chirurgicale.

A la suite de Rochet et de Marion, la chirurgie uretérale a été complètement transformée par la méthode de la dérivation des urines. Des succès inespérés ont été obtenus. Appliquant ce principe à la vessie, Legueu a défendu, non sans succès, l'uretérostomie. Abouché soit à la peau, soit au niveau de l'intestin, l'uretère déverse l'urine en dehors de la vessie altérée. Celle-ci au repos n'est plus douloureuse. La technique de ces uretérostomies s'est beaucoup simplifiée depuis quelques années; elles ne sont pas toutefois sans danger, et s'il existe des survies nombreuses et longues, la liste des échecs n'est malheureusement pas moindre. L'orifice, par le fait naturel de la cicatrisation, tend spontanément à se rétrécir. De plus, abouché à la peau ou à l'intestin, l'uretère est en communication directe avec des milieux chargés de microbes. La condition essentielle pour que ce voisinage ne soit pas nuisible aux reins est que l'écoulement naturel de l'urine soit assuré. Si donc le rétrécissement de l'orifice est par trop considérable, si une légère coudure chirurgicale ou secondaire de l'uretère produit une stagnation, nous assisterons à l'évolution d'une pyélonéphrite fatale. A l'avenir, il appartient de perfectionner cette méthode logique, d'assurer ses succès.

Nous ne parlerons ici que pour mémoire de la cystectomie; cette opération, de gravité indiscutable, ne serait que le complément des interventions précédentes. Elle ne nous semble pas, du moins dans le cas de tuberculose, appelée à un grand avenir.

Nous occupant toujours du cas où seul l'appareil urinaire

est en question, où le reste de l'organisme est cliniquement indemne, nous avons à étudier quelle sera la conduite du chirurgien lorsque les méthodes modernes d'examen n'auront pu être employées. Sans doute le cathétérisme urétéral est le plus souvent praticable avec le cystoscope à vision directe. L'École de Bordeaux, en particulier, a insisté sur ce point ; mais devant un échec, le malade ne doit pas être abandonné ; nombreux, il est vrai, sont les procédés chirurgicaux qui se présentent à nous.

Le cathétérisme à vessie ouverte était une tentative très aléatoire, jusqu'au jour où le professeur agrégé Marion en a modifié la technique. Profitant de ce que le péritoine est facilement décollable de la face postérieure de la vessie, il isole en quelque sorte toute la partie supérieure de cet organe, l'ouvre et l'étale largement.

Il a ainsi obtenu de très beaux succès.

Quel sera le devenir de cette cystostomie, son utilité ? Lorsque les lésions tuberculeuses de la vessie sont au début, lorsque surtout il n'existait pas avant l'intervention d'infection secondaire, il est sans doute préjudiciable de transformer une tuberculose fermée en tuberculose ouverte. Si nous l'avons vu dans les formes douloureuses donner de très beaux succès, elle est contre-indiquée dans les autres cas.

D'autres interventions porteront soit sur l'uretère, soit sur le rein lui-même. Sur l'uretère elles se feront ou du côté soupçonné malade ou du côté considéré comme sain. De ce côté elles consisteront en la pose d'une pince à mors souples sur ce conduit recueillant directement l'urine dans la vessie ; cette méthode donnera quelques résultats, mais la longue durée de cette épreuve, l'action du chloroforme sur le rein la rendront peu pratique.

L'urétérostomie nous paraît beaucoup plus bénigne sur un uretère sain ; une incision longitudinale aseptique, une sonde passée par cette plaie, laissée à demeure pendant quelques heures n'auront que peu d'inconvénient.

Tout autres seront les conditions si l'uretère est infecté : le chirurgien risque une fistule interminable, si du moins il n'a pas la certitude que l'autre rein est indemne.

La néphrostomie portant sur le rein sain doit être condamnée, non que par elle-même la néphrostomie ne soit une excellente opération, mais, malgré tout, elle donne lieu à une hémorragie assez considérable. La présence d'une sonde, en ce milieu, peut être la source d'infection secondaire entraînant une lésion grave du rein ou tout au moins une de ces fistules qui rendent intolérable la vie du malade.

Portant sur le côté malade, la néphrostomie peut être d'une incontestable utilité, lorsqu'elle dérive complètement les urines. Elle donne la certitude de l'intégrité de l'autre rein. Elle sera alors suivie d'une néphrectomie secondaire, néphrectomie qui devra être pratiquée aussitôt que possible, quinze jours à trois semaines après la première intervention. La guérison sera beaucoup plus longue à venir qu'après la néphrectomie d'emblée, mais le chirurgien aura sauvé le malade.

Lorsque par le cathétérisme ou par l'une de ces méthodes le chirurgien aura obtenu la certitude de l'atteinte des deux reins, il peut encore beaucoup. L'un des reins ne présente que des lésions miliaires, l'autre est creusé de larges cavernes. Si les méthodes modernes d'investigation, si l'épreuve d'Ambard autorisent l'opération, l'hésitation n'est pas permise et le malade bénéficiera dans une large mesure de la néphrectomie; l'abstention sera au contraire un devoir lorsque ces épreuves auront été négatives. Par un traitement médical suivi, un régime bien réglé, on pourra améliorer dans quelques cas le fonctionnement général du parenchyme rénal, et le rein le plus lésé pourra être sacrifié; mais il est des observations dans lesquelles le chirurgien, sachant à l'avance qu'il ne pouvait prétendre à guérir son malade, a dû cependant intervenir. Un rein gros douloureux, en causant une élévation de température qui mine le malade, peut conduire à la néphrotomie, néphrotomie qui parfois au bout d'un temps plus ou moins long pourra être suivie de néphrectomie. Notre maître M. le Professeur Pousson insiste bien des fois dans ses cliniques sur l'action du rein

malade sur celui du côté opposé. Dans le cas qui nous intéresse
en particulier, cette action est indéniable et les toxines sécrétées
au niveau du rein le plus mauvais sont une entrave au fonctionnement de l'organe adelphe.

Contre les complications locales le chirurgien aura encore à
intervenir; en particulier les phlegmons périnéphrétiques,
dont nous avons vu la fréquence chez l'enfant, doivent être
ouverts de bonne heure.

Cette intervention sera suivie, dès le diagnostic de tuberculose posé, d'une néphrectomie secondaire; nous ne reviendrons
pas sur la conduite à tenir en face des autres complications
atteignant l'arbre urinaire, ayant eu à les envisager au cours
des pages précédentes.

La tuberculose a atteint d'autres organes, quelle sera
notre conduite ?

Nous diviserons ces localisations extra-urinaires en deux
groupes : les localisations viscérales atteignant un organe nécessaire à l'existence, les localisations atteignant les appareils de
la vie de relation : les os, les articulations, en particulier. Dans
ces derniers cas, la chirurgie moderne a beaucoup fait. Elle
arrive souvent chez l'enfant, nous l'avons vu, à des guérisons ;
tuberculose osseuse, tuberculose articulaire, tuberculose
ganglionnaire, sont chaque jour traitées avec succès. En face
d'un de ces petits malades dont les lésions secondaires sont
curables ou tout au moins susceptibles d'améliorations, la
néphrectomie devra être conseillée. Sans doute rarement
ces foyers secondaires reçoivent un coup de fouet du fait
de l'intervention, mais le plus souvent, l'organisme se relève
et la tâche du chirurgien est facilitée.

En face d'une lésion viscérale, la conduite est beaucoup plus
difficile, si la tuberculose péritonéale dans ses formes bénignes
ne doit pas nous arrêter, il en sera tout autrement devant ses
formes graves, devant la tuberculose intestinale. L'évolution de
la maladie jugera seule de la possibilité ou non de l'intervention.

La tuberculose méningée apparaissant au cours d'une

tuberculose rénale fera passer celle-ci au second plan. La tuberculose pulmonaire au début coexistant avec la tuberculose rénale pourra être ou améliorée ou aggravée par le shock opératoire. Au clinicien il appartiendra de juger le cas suivant la rapidité de l'évolution pulmonaire jusqu'à ce jour et la résistance de l'enfant.

Lors donc que tout espoir de guérison est perdu, que les lésions de l'appareil urinaire ou de l'organisme condamnent le chirurgien à renoncer à toute intervention, le rôle du médecin n'est pas terminé et il devra lutter jusqu'à l'issue fatale ; le traitement général, l'hygiène, prolongeront souvent la vie de l'enfant ; ici dans ces cas désespérés, les tuberculines, les sérums, les Immuns Körpers, semblent eux aussi réduits à l'impuissance ; ils devront être tentés dans les cas non fébriles : la médication aura tout au moins le résultat de conserver jusqu'au bout l'espérance aux parents ; c'est le dernier devoir du médecin.

La néphrectomie étant l'opération de choix chez l'enfant, elle prête à quelques considérations spéciales à cet âge. Le rein peut être abordé par trois voies : voie postérieure lombaire, voie parapéritonéale, voie transpéritonéale. Chez l'enfant elles pourront toutes être employées. La voie parapéritonéale remise en honneur ces dernières années après la thèse de Grégoire s'adresse aux grosses tumeurs. Elle n'est pas nécessaire dans la tuberculose rénale et le large décollement qu'elle nécessite serait plutôt une contre-indication.

La voie transpéritonéale donnera des succès chez l'enfant ; le peu d'épaisseur de l'abdomen la rendra encore plus praticable. Nous savons ses avantages : le jour est large, la ligature du pédicule facile.

La peur du péritoine, qui hantait les générations précédentes, n'est plus de mise aujourd'hui. Les chirurgiens ont appris à protéger la grande cavité péritonéale contre une irruption de pus ; de plus, la néphrectomie est aujourd'hui assez bien réglée pour que l'ouverture d'une caverne soit chose rare au cours de la libération du rein.

Enfin, chez l'enfant, surtout dans le tout jeune âge, l'accolement des feuillets péritonéaux n'est pas encore terminé. Ils ne sont pas chargés de graisse, il sera donc facile de récliner les côlons ascendant, descendant ou transverse, ce qui chez l'adulte peut présenter certaines difficultés.

La voie lombaire est la plus employée aujourd'hui. Elle est très bien réglée et le jour est plus considérable encore chez l'enfant que chez l'adulte. L'incision habituelle est aujourd'hui l'incision de Guyon, partant de l'angle costo-lombaire en dehors de la masse sacro-lombaire et aboutissant à 2 centimètres en dedans de l'épine iliaque antérieure et supérieure. Dans le cas de lésions de l'uretère, lorsque l'ablation entière de ce conduit s'impose, elle est facilement prolongée dans la fosse iliaque et permet, chez l'enfant, un large accès dans la cavité pelvienne.

De plus, lorsque le rein est haut situé en position thoracique ou lorsque les lésions prédominent au pôle supérieur, elle peut être facilement prolongée vers le haut; la treizième et la douzième côte peuvent être réséquées et le jour sur la fosse lombaire est énorme, mais même sans ces opérations secondaires les côtes sont assez mobiles chez l'enfant pour pouvoir être facilement réclinées et le jour est largement suffisant. La peau et les muscles incisés, on ne trouvera pas, comme chez l'adulte, la masse graisseuse à laquelle on est habitué, mais le fascia rétro-rénal est ici très net et ne devra pas être confondu avec le péritoine. Sous lui, par transparence, on aperçoit le rein qui suit les mouvements inspiratoires. La pointe du bistouri l'ouvre et les doigts agrandissent la brèche; le rein se présente alors avec tout autour quelques pelotons graisseux qui sont le début de l'atmosphère périrénal observé chez l'adulte. Le rein est le plus habituellement facilement isolé, cependant nous ne devons pas oublier l'adhérence plus intime que chez l'adulte, de son pôle supérieur et de la partie supérieure de son bord antérieur avec la capsule surrénale. Cet organe doit être autant que possible respecté. Le pôle supérieur libéré bascule autour des dernières côtes et le pédicule est exposé. Ce pédicule est généralement long, la périhilite étant rare dans la tuberculose, et nous savons que la brièveté du pédicule lui est due.

Le pédicule lié en masse ou après que chaque vaisseau a été isolé et sectionné et le rein enlevé, il ne reste plus qu'à faire la toilette de la loge rénale, à drainer et à refermer. Le drainage peut se faire par l'angle supérieur de la plaie ou, suivant la pratique de l'école de Necker, à l'aide d'un drain lombaire par un orifice spécial créé après l'intervention. Ce drain est enlevé au bout de vingt-quatre à quarante-huit heures, et actuellement, dans la très grande majorité des cas, la guérison *per primam* est obtenue.

Lors de pyonéphrose, d'uretérite tuberculeuse marquée, nous croyons que l'on a intérêt à prolonger l'incision vers la loge pelvienne, à isoler ce conduit le plus bas possible et à en supprimer la plus grande portion.

Au Congrès de 1912 bien des faits de pyurie ont été rapportés qui n'étaient dus qu'à un uretère malade, qui déversait dans la vessie le pus qu'il contenait.

Nous n'avons envisagé que la néphrectomie globale, la néphrectomie sous-capsulaire devant être évitée dans la tuberculose. Quant aux néphrectomies partielles, opérations beaucoup plus graves, opérations dites conservatrices, on ne saurait y songer. Les faits cliniques, l'anatomie pathologique ont montré que, lorsqu'un rein est touché par la tuberculose vésicale, il doit être entièrement sacrifié.

De l'étude qui précède, il résulte que la néphrectomie est le traitement de choix dans la tuberculose rénale chez l'enfant.

Pratiquée au début de la maladie, elle donnera des résultats très souvent définitifs ; plus tard elle sauvera encore bien des enfants, en prolongera beaucoup et, s'ils sont placés dans de bonnes conditions d'existence, ils pourront mener une vie à peu près normale. Plus tard encore, l'action du chirurgien sera bienfaisante au tuberculeux rénal. Les opérations secondaires, dont nous avons parlé, sont de belles acquisitions de l'urologie moderne.

Nous dirons enfin que l'avenir des néphrectomisés n'est nullement assombri par la perte d'un rein. L'enfant continuera à grandir et à se développer normalement; arrivé à l'âge d'homme, il ne présentera aucune infériorité sur ses semblables.

OBSERVATIONS

OBSERVATION I.

Simone T..., onze ans, entre le 17 octobre 1912 dans le service de
M. le professeur agrégé Rocher, à l'Hôpital des Enfants Sans antécédents
héréditaires connus, elle a toujours été très bien portante. Il y a trois
mois seulement, apparaît une pollakiurie intense, obligeant la malade
à uriner toutes les cinq minutes. Depuis la fin de septembre, la fréquence
est moins grande et les douleurs vésicales à la fin de la miction moins
vives. Le 1ᵉʳ octobre, après une selle normale, on remarque dans le vase
deux ou trois gouttes de sang, provenant, disent les parents, de l'appareil
urinaire.

A cette époque, la quantité des urines par vingt-quatre heures atteint
un litre.

L'enfant ayant de l'œdème des paupières. on fait l'examen des urines
et on trouve 1 gr. 50 d'albumine. Elle a maigri de 2 kilogs depuis le
début de la maladie. Cependant, elle a conservé un bon appétit et n'a
pas de température. Elle arrive à l'hôpital avec une analyse bactériologique non signée, dans laquelle on signale la présence de « bacilles
de Koch » et elle est envoyée par le docteur Péré (de Jarnac), avec le
diagnostic de bacillose rénale.

Dès son arrivée à l'hôpital, on remarque la purulence des urines et de
l'incontinence nocturne. *Le 21 octobre.* la cuti-réaction est positive.
Le 23, l'examen externe ne relève rien. La recherche des points
uretéraux et de Pasteau est négative. Les reins ne sont pas perceptibles.
A gauche, on constate une très légère défense musculaire.

La fillette endormie, nous pratiquons la cystoscopie à vision directe.
La vessie donne issue à une urine purulente. La malade en Trendelenburg, on introduit, sans grande difficulté, un urétroscope n° 50 de
7 centimètres de long. La vessie se laisse largement dilater par l'air.
La muqueuse est très rouge et présente des ulcérations au niveau du
trigone, du côté gauche. L'orifice uretéral droit est normal, le gauche
est remplacé par un large trou noir, dans lequel pénètre facilement

une sonde n° 8. Elle donne immédiatement environ 10 centicubes d'une urine purulente. Une sonde est placée dans la vessie.

Voici le résultat de l'analyse des urines recueillies pendant deux heures et dû à l'obligeance du docteur Labat, résultat fatalement altéré par le chloroforme :

	Rein gauche	Rein droit (vessie)
Volumes.	$10^{cm}3$ / 20 / 16 / 19	$8^{cm}3$ / 4 / 9 / 22
Urée par 1.000.	10 gr./7 gr. 30	16 gr./14 gr. 80
— réellement éliminée. . .	0 gr. 516	0 gr. 646
Chlorures par 1.000	7 gr. 80/7 gr. 80	9 gr./10 gr. 60
— réellement éliminés.	0 gr. 507	0 gr. 443
Albumine	1 gr. 60/0 gr. 90	Présence 1 gr. 60
	Très nombreux leucocytes. Nombreuses hématies. Très nombreux bacilles de Koch.	Nombreux leucocytes. Quelques hématies. Très rares bacilles. de Koch.

A la suite de cet examen, la capacité du bassinet est mesurée à l'aide d'une injection de liquide et évaluée à 20 centicubes.

Le 26 octobre, nous cathétérisons l'uretère droit et recueillons une urine claire dans laquelle l'analyse ne relève aucun élément anormal.

Le 25, on commence une série d'injections de cacodylate de soude ; la malade a recouvré son poids habituel. Cependant, la pollakiurie est la même, l'incontinence nocturne continue, la douleur vésicale à la fin de la miction persiste.

Le 4 novembre, néphrectomie gauche par le docteur Rocher ; anesthésie à l'éther, incision lombaire. La graisse périrénale est très peu abondante. le rein est facilement libéré. Section de l'uretère au thermocautère, ligature du pédicule, drainage.

Le 7 novembre, ablation du drain. Guérison *per primam*.

Le rein, volumineux, présente deux bosselures au niveau du pôle supérieur.

Une coupe longitudinale montre ce pôle creusé de cavernes contenant un liquide séro-purulent. Le parenchyme rénal est semé de granulations grises, sauf au niveau du pôle inférieur.

Le bassinet est dilaté, le grand calice supérieur communique largement avec les cavernes. Au niveau du grand calice inférieur, nous remarquons l'érosion des papilles *(fig. 2)*. L'examen microscopique montre l'existence de cellules géantes au niveau du pôle inférieur, macroscopiquement sain.

Actuellement, *décembre 1912*, la malade a engraissé de 3 kilos, l'état général est bon, mais la fréquence des mictions persiste.

OBSERVATIONS II et III.

(RILLIET et BARTHEZ, *Traité clinique et pratique des maladies des enfants*, 1843, t. III, p. 458.)

Un de nos malades avait le rein gauche converti dans la plus grande partie de son étendue, principalement au milieu de sa portion supérieure, en une poche pleine de matière tuberculeuse en partie ramollie, en partie adhérente aux parois du rein. L'uretère était converti en un tube dur, ses parois étaient notablement épaissies et il renfermait à l'intérieur une couche de matière tuberculeuse d'une ligne d'épaisseur; la membrane muqueuse avait disparu.

De même chez un garçon de treize ans, le rein gauche était petit, bosselé à la surface et de forme irrégulièrement sphéroïdale; il était transformé en une dizaine de kystes remplis les uns de liquide à odeur urineuse, les autres d'une substance blanchâtre dans laquelle nageaient des flocons blancs; d'autres contenaient de la matière tuberculeuse ramollie; enfin, un certain nombre, plus volumineux, plus consistants, renfermaient de la matière tuberculeuse à demi ramollie. L'un de ces kystes, plus considérable à lui tout seul que tous les autres, constituait plus de la moitié du rein.

Nulle part on ne retrouvait trace de substance corticale ou médullaire. Les parois des kystes étaient formées par une substance fibreuse très solide, très épaisse.

Quelques-unes de ces cavités communiquaient entre elles, d'autres étaient oblitérées; l'uretère était oblitéré et réduit à un cordon fibreux.

OBSERVATION IV.

(HARRISON, *The Lancet*, 1885, p. 695.)

Une enfant de quatre ans, issue de parents tuberculeux, présente depuis douze mois de l'incontinence nocturne d'urine; le jour, elle a de fréquents besoins d'uriner. Deux mois avant son entrée à l'hôpital, les urines se troublent. Au microscope, on y voit des cellules de pus et quelques globules rouges. La température, normale pendant le jour, s'élève le soir; l'enfant maigrit. A cause de spasmes vésicaux on fait une cystostomie médiane, mais le spasme continua.

L'enfant mourut d'anurie.

L'autopsie établit l'intégrité de la vessie et de l'uretère.

Les reins étaient atteints de tuberculose.

Quelques cavités déversaient dans le bassinet un produit d'aspect muqueux.

Ce fait, conclut Harrison, et d'autres encore montrent que l'incontinence d'urine, la susceptibilité vésicale peuvent procéder de la tuberculose rénale.

OBSERVATION V.

(ATWOOD BEAVER, *The Lancet*, 1er décembre 1889, p. 1313.)

En septembre dernier, une mère m'amena son fils, âgé d'environ trois ans à la consultation externe, disant qu'il ne lui était pas possible d'uriner et qu'il paraissait souffrir de la partie inférieure de l'abdomen. Aucune histoire nette n'ayant pu être obtenue de la mère, j'examinai l'enfant au point de vue d'un calcul urinaire vésical, mais je n'en trouvai aucun signe. Je tirai environ trois onces d'urine normale. Je donnai une purge et je priai la mère de ramener l'enfant s'il n'était pas mieux. Elle revint deux jours après, l'enfant était évidemment mourant, dans le coma, les pupilles contractées. La vessie étant distendue, je passai un cathéter et retirai deux onces d'urine contenant du sang. On donna un bain chaud, mais l'enfant mourut en peu de minutes.

L'examen *post mortem* de la substance corticale et médullaire du rein droit montra une infiltration de tubercules miliaires du tiers supérieur, dont quelques-uns devenaient caséeux, aucune autre lésion tuberculeuse ne fut trouvée dans une autre partie du corps malgré une recherche soigneuse.

La vessie était tout à fait saine et ne contenait pas de pierre.

OBSERVATION VI.

Tuberculose latente des voies urinaires chez l'enfant avec distension énorme des uretères.

(F. CATHELIN, de Paris.)

L'enfant dont nous rapportons l'observation est un nommé C. Albert, âgé de trois ans, entré le 13 juillet 1898 au Lazaret maritime de Berck-sur-Mer, dans le service de M. Ménard.

Il est né de parents âgés, mais bien portants ; lui-même, au mois de mai de l'an dernier, a contracté la rougeole suivie de broncho-pneumonie. Il eut au mois de juin de la même année la diarrhée infantile et présenta des signes cérébraux qui firent craindre la méningite : enfin, au mois d'avril de cette année 1898, il eut de nouvelles manifestations pulmonaires.

A son entrée à Berck, l'enfant, malingre et chétif, mais sans affection tuberculeuse grave, présentait une inflammation de la bouche de moyenne intensité et prenait avidement quatre litres de bouillon dans les vingt-quatre heures. Il n'allait à la selle qu'avec des lavements.

Quelques jours après, le 22 juillet, sa température monte à 39° et nous diagnostiquons une bronchite. Le 28, il présente des mouvements choréiques de la bouche et des yeux et porte la main à sa tête ; puis, dans la nuit du 2 au 3 août, l'enfant crie pendant plusieurs heures et meurt sans autres symptômes à une heure du matin sans que nous formulions de diagnostic ferme ; nous pensions seulement à quelque chose de cérébral. Il n'y avait pas de douleur de ventre et les urines un peu troubles étaient rendues assez fréquemment.

Autopsie. — Elle est faite le 4 août 1898. Dès l'ouverture du ventre, le cæcum apparaît un peu remonté avec l'appendice normal. Puis au-dessous de lui et un peu en dedans on aperçoit tout un segment dilaté qu'on prend pour une anse intestinale adhérente à la paroi postérieure ; on trouve de même de l'autre côté et symétriquement à la première une dilatation que nous prenons pour une anse intestinale, puis, en les suivant toutes les deux jusqu'en bas on s'aperçoit qu'ils descendent dans le petit bassin parallèlement au rectum. A ce moment, nous pensons que nous nous trouvons en présence de deux uretères très dilatés et nous enlevons alors tout l'appareil urinaire pour en mieux étudier les lésions et nous procédons à la fin de l'autopsie.

Les intestins sont normaux, et par places seulement la vascularisation y est intense.

L'estomac présente de nombreuses arborisations vasculaires d'un beau rouge au niveau du grand cul-de-sac et, en le détachant, on le crève au niveau de la rate par suite de la dégénérescence gélatineuse *post mortem* de toute cette région. Le mésentère est normal, sans hypertrophie ganglionnaire.

La rate, grosse mais normale, pèse 70 grammes.

Cage thoracique. — Le cœur petit pèse 78 grammes, sans caillot dans son intérieur.

Le poumon droit pèse 95 grammes, le gauche 114 grammes. Tous deux ne présentent que des lésions banales de bronchite aiguë, mais sans tubercules même au sommet.

Il n'y a pas d'adhérences pleurales, sauf au niveau de la face diaphragmatique du poumon gauche.

Les organes du médiastin sont normaux.

Pas d'hypertrophie ganglionnaire.

Autopsie cranienne. On observe une adhérence intime de toute la dure-mère à la face interne de la boîte cranienne et on ne peut la détacher qu'à grand'peine.

Le cerveau gauche pesait 490 grammes, le droit 480. Tous deux sont sains , sans granulations tuberculeuses.

Étude de l'appareil urinaire. — Le rein gauche, quoique augmenté de volume, paraît sain ; sa capsule est facilement décorticable.

Si l'on fait une coupe passant par son bord convexe, on observe une grande dilatation du bassinet, qui contient environ 15 grammes d'une urine claire, non purulente. Les parties du parenchyme rénal ne dépassent pas un centimètre d'épaisseur.

Le rein droit semble très altéré à l'inspection extérieure ; il est très diminué de volume, il est lobulé à sa surface, d'un aspect violacé noirâtre et non décorticable.

Après une coupe pratiquée suivant son bord convexe, le bassinet apparaît extrèmement dilaté et contient environ 20 grammes de liquide purulent que nous prélevons avec une pipette Pasteur et que nous inoculons à un cobaye mâle du poids de 430 grammes le 4 août 1898.

Inoculation de 1 gr. 1/2 de ce liquide est faite dans les muscles de la cuisse droite.

Le 7 septembre 1898, plus d'un mois après l'inoculation, nous sacrifions l'animal qui présente des lésions tuberculeuses, mais assez discrètes ; le foie montre quelques petites granulations à la partie supérieure du lobe gauche et un petit tubercule de la grosseur d'une tête d'épingle ; à la partie moyenne de son bord antérieur, on voit encore à la face inférieure du lobe carré une plaque jaunâtre tuberculeuse assez grosse.

Il y a enfin un nodule tuberculeux au point d'inoculation, mais pas de gaglions caséeux. Les poumons sont sains.

Pour revenir aux lésions présentées par le rein droit, mentionnons le peu d'épaisseur de la coque périphérique du parenchyme rénal qui ne dépasse pas 1/2 centimètre et où l'on ne peut rencontrer d'éléments normaux, mais où l'on distingue nettement une grande quantité de grosses granulations tuberculeuses jaunâtres.

Bassinet et uretère. — Les bassinets sont dilatés, mais surtout les deux uretères de la grosseur d'une anse intestinale grêle d'un enfant. Les parois en sont épaissies et très vasculaires. En outre, on note la présence de coudures et de plicatures urétérales sans torsion, au nombre de trois pour le gauche et de deux pour le droit.

L'orifice vésical inférieur de deux uretères est perméable à droite, il l'est moins à gauche, comme on peut s'en assurer par l'épreuve de l'eau.

Pas de poudre lithiasique.

La vessie est très dilatée, du volume d'une grosse orange, et les canaux déférents qui croisent sa face externe sont eux aussi épaissis et dilatés.

La forme est celle d'une grosse poire coiffée d'un capuchon à sa partie supérieure et sa paroi au palper semble très épaissie et surtout très vasculaire.

Si l'on ouvre, on mesure la paroi d'une épaisseur de 3 millimètres et l'on trouve 57 grammes d'une urine trouble que M. Desjeune, interne en pharmacie du service, voulut bien examiner. On voit à la surface interne la présence de colonnes nombreuses et la muqueuse est piquetée de nombreuses taches hémorragiques, en certains points ressemblant à du mucus sanguinolent. On trouve en outre cette tunique criblée d'orifices dont quelques-uns perforent la muqueuse et vont jusqu'à la musculeuse.

Examen des urines :

Réaction alcaline au tournesol. Couleur : jaune citron trouble.

Éléments normaux :

Urée dosée à l'uréomètre de Regnard : 11,53.

Chlorure de sodium : 5,25.

Acide phosphorique : 1,25.

Éléments anormaux :

On constate la présence d'albumine tant par la chaleur que par les différents précipités que donne ce corps avec de Tanret et d'Esbach.

Par pesée, le dosage nous a donné 6,25.

Examen microscopique. — Il nous a révélé la présence de nombreuses cellules de pus et de cristaux de phosphate tricalcique de chaux.

L'urètre est normal, sans rétrécissement ni corps étranger.

Réflexions. — Cette observation montre que nous nous trouvons en présence d'une hydronéphrose avec urétérite et cystite d'origine tuberculeuse comme le prouve l'inoculation positive faite au cobaye et nous voulons, dans notre cas, faire ressortir l'absence presque complète de signe qui eussent permis de faire le diagnostic pendant la vie.

Il n'y avait pas encore d'autres localisations bacillaires et les symptômes de la dernière heure prouvent que l'enfant est mort de convulsions urémiques.

Nous voulons encore insister sur la dilatation extrême des uretères, qu'on a déjà signalée dans des cas d'hydronéphrose calculeuse de l'enfant.

Il y avait d'ailleurs dans notre cas une dilatation générale de tout l'appareil urinaire et l'enfant pissait par regorgement, car sa vessie était très tendue au moment de l'autopsie sans qu'il existât d'obstacle urétral.

Pour ce qui est de l'enchaînement des lésions, nous ne pouvons affirmer si nous avons eu affaire à une cystite primitive avec infection ascendante, ou à une tuberculose rénale primitive ayant ultérieurement infecté les voies d'excrétion.

OBSERVATION VII.

(POUSSON, *Annales des mal. des org. gén. urin.*, Obs. II, 15 juin 1915.)

Une jeune fille de douze ans est amenée à la consultation de M. le professeur Pousson, le 14 mai 1901, parce qu'elle est atteinte d'incontinence d'urine. Le début de l'affection remonte à plus d'un an et a résisté à divers traitements médicaux. L'écoulement involontaire des urines se reproduit toutes les nuits deux ou trois fois. Dans la journée les besoins sont un peu plus fréquents que normalement, mais la malade peut se retenir aisément. Les urines sont claires, limpides, jamais de sang. L'analyse bactériologique n'en est pas faite à ce moment.

L'examen des organes génitaux externes ne révèle rien d'anormal et l'appareil urinaire paraît également sain. La vessie reçoit sans révolte 200 à 250 grammes de liquide.

La malade est adressée au service d'électricité et soumise à l'électrisation du sphincter sans résultat. On essaie ensuite successivement, et sans plus de succès, l'extrait de belladone, le rhus radicans et autres médicaments prétendus spécifiques. Le traitement général et l'hydrothérapie demeurent également sans effet.

Environ un an après sa première visite, la petite malade nous est ramenée parce qu'à son incontinence nocturne s'est jointe une très grande fréquence des mictions pendant le jour et que ses urines jusque-là normales contiennent du sang en assez grande quantité depuis quelques semaines.

Malgré ces pertes de sang, elle n'a ni maigri ni pâli ; ses forces sont conservées et elle s'est même beaucoup développée, mais elle n'est pas encore réglée bien qu'ayant quatorze ans accomplis.

La vessie, tolérante il y a un an, est aujourd'hui douloureuse à la pression et ne peut recevoir que 80 à 100 grammes de liquide. La muqueuse n'est pas saignante, et il semble que le sang provienne des reins, cependant ni l'un ni l'autre ne sont sensibles ni perceptibles.

On pense de suite à la possibilité d'une tuberculose rénale, diagnostic que confirme l'examen bactériologique des urines.

La malade est alors soumise à un traitement antibacillaire général et des instillations d'huile gaïacolée et iodoformée sont pratiquées.

Ce traitement continué pendant plusieurs mois n'est suivi d'aucune amélioration, pas plus du côté des douleurs et de la fréquence des mictions que du côté des hématuries qui, sans être profuses, sont continues et ne cessent que pendant un jour ou deux à de très longs intervalles.

L'appétit et le sommeil se maintiennent excellents, en dépit des hématuries et des troubles vésicaux : l'embonpoint est conservé, la

croissance se fait normalement et la menstruation s'est établie régulière-
ment depuis quatre mois, la malade ayant à ce moment quinze ans et
demi.

En mai 1903, la vessie étant toujours douloureuse et intolérante, on
est obligé de l'endormir pour pratiquer la cystoscopie et encore ne
peut-on introduire qu'une petite quantité de liquide. La muqueuse
paraît injectée, mais non ulcérée et ne présente pas de traces d'infiltration tuberculeuse. Les orifices des uretères paraissent sains, l'hématurie
ayant cessé, on ne peut voir sourdre du sang d'un côté ni de l'autre.
L'exploration profonde que je pratique mieux à la faveur du chloroforme,
me permet de sentir le rein droit débordant légèrement le rebord des
fausses côtes et ballottant. La malade fait, peu après cet examen, une
saison à Salies-de-Béarn et en revient dans un état de santé sensiblement
semblable.

Depuis cette époque et jusqu'à ce jour (mars 1905), la situation est
restée la même. Marie X..., qui a actuellement seize ans, conserve les
apparences de la santé; l'incontinence nocturne par laquelle s'est carac-
térisée sa maladie à ses débuts persiste; elle se plaint en outre de fréquents besoins d'uriner diurnes et nocturnes, ne s'accompagnant que
d'une douleur modérée, mais donnant issue à une urine presque toujours
hématique et très légèrement purulente.

La vessie n'est pas douloureuse, mais la malade se refuse à tout examen
instrumental. Le rein droit est nettement perceptible, sa palpation dans
le sinus costo-vertébral est douloureuse et je n'hésite pas à croire qu'il
est le siège persistant des hématuries depuis plus de quatre ans.

Observation VIII.

*Tuberculose de l'appareil urinaire depuis le rein
jusqu'au méat urétral.*

(MM. Moizard, médecin, et Bacaloglu, interne des hôpitaux.)

Le nommé Louis B..., âgé de treize ans et demi, est entré le 22 juin
1900, salle Guenaut, à l'hôpital des Enfants-Malades.

Nous relevons, dans ses antécédents héréditaires, que son père a été
très bien portant, n'ayant eu qu'un peu de sciatique, il y a quinze ans.
Sa mère est morte il y a huit ans, à trente-huit ans, d'un cancer du
sein qui a duré deux ans, après avoir été opéré à la Charité. La mère
a eu deux fausses couches et sept enfants dont deux morts, l'un à trois
mois, de méningite, l'autre à trois ans, du croup.

Parmi les cinq autres enfants, la fille aînée est tuberculeuse, elle tousse et crache beaucoup depuis deux ans, elle a même eu plusieurs fois de l'hémoptysie.

Antécédents personnels. — Le petit malade est venu à sept mois, a été nourri au sein par une nourrice quelque temps, puis au biberon.

Il a marché de très bonne heure. A un an et demi environ, l'enfant a eu de l'impétigo qui a duré très longtemps.

Il y a neuf ans, pleurésie. Depuis lors, tous les hivers l'enfant tousse. Pas de sueurs nocturnes.

Depuis deux ans l'enfant urine sous lui pendant la nuit, a des mictions très difficiles et rares dans le jour et le père a remarqué qu'il a toujours la main à ses parties génitales; il le soupçonnait de se livrer à l'onanisme, il lui avait cousu la poche de son pantalon.

Examen du malade. — A l'auscultation on constate la submatité du sommet droit en arrière, avec respiration un peu soufflante, en avant submatité légère au niveau des ganglions bronchiques, et respiration soufflante au sommet gauche. L'enfant se plaint beaucoup de son côté gauche.

Rate sensible à la palpation. Foie très volumineux, descendant à plus de trois travers de doigt au-dessous des fausses côtes.

A la palpation du côté droit de l'ombilic on constate un empâtement assez prononcé, qui n'existe pas à gauche.

La palpation du côté droit de l'abdomen est assez douloureuse et on sent une masse lisse rouler sous le doigt. La matité descend à droite jusqu'au-dessous de l'ombilic, il y a une légère voussure de ce côté.

Circulation collatérale un peu plus marquée à droite qu'à gauche.

25 juin. — Le petit malade n'est pas bien du tout. Le foie paraît avoir encore augmenté de volume depuis le 22. L'enfant est très oppressé et semble souffrir beaucoup du côté gauche. Il a fréquemment du hoquet, veut se lever constamment et urine toujours sous lui.

Albumine en quantité assez considérable dans les urines qui sont très troubles. Diarrhée légère. Température 36°8. Pouls 72.

Rien à l'auscultation qu'une légère ébauche de bruit de galop.

Le soir, à la contre-visite, nous constatons que l'enfant est très dyspnéique, les réponses qu'il fait assez incohérentes. Il n'a plus sa raison à lui.

Incontinence d'urine, urine trouble. Tumeur supposée d'abord hépatique, répond surtout à la région rénale droite. Ballottement net au palper bimanuel.

Quelques gouttes d'urine recueillies se séparent en deux couches avec dépôt blanchâtre surabondant.

Les recherches microscopiques donnent de nombreux leucocytes mono et polynucléaires, ainsi que des bacilles colorés en bleu par le bleu de méthylène et des bacilles de Koch colorés en rouge en très grande quantité. Ceux-ci sont, par place, accolés deux ou trois ensemble, ou séparés. Véritables paquets de bacilles. La plupart d'entre eux sont remplis de gonocoques. Véritable décharge de bacilles de Koch ou urinaires.

Diagnostic -- Bacillose de l'appareil urinaire avec, surtout, tuberculose rénale.

Le soir, l'enfant a des attaques épileptiformes générales, surtout développées à droite. Mucosités de la langue. On songe à une méningite convulsive. On pratique une saignée, le sang découle mal : 60 grammes seulement.

Pouls incomptable. A courte distance, l'enfant succombe dans le coma. Température autour de 37 degrés.

Autopsie 27 juin.

Tuberculose granulique du poumon sans lésion ancienne du sommet. Ganglions trachéo-bronchiques normaux.

Cœur et péricarde normaux.

Méninges adhérentes par place, mais on ne trouve pas de granulations.

Le foie est très abaissé, assez volumineux, et soulevé par le rein droit qui est énorme, quadruplé de volume. Les uretères ainsi que les bassinets sont distendus, surtout celui du côté droit, et se présentent sous la forme de gros boyaux, ayant (celui de droite) le volume d'une anse intestinale.

On incise le rein droit sur le bord convexe. On voit que tout le parenchyme rénal présente des tubercules de la grosseur d'une noix. Mais ils ne sont pas caséeux et nous nous trouvons devant une tuberculose non arrivée à la période de caverne. D'ailleurs le bassinet est rempli d'un liquide clair.

En incisant l'uretère correspondant, on voit qu'à dix centimètres de l'embouchure vésicale, il est infiltré de masses tuberculeuses caséeuses qui obturent complètement sa lumière.

Le rein gauche, moins volumineux que le droit, nous révèle la surprise d'une transformation complètement caverneuse de son tissu.

En effet, après l'avoir incisé sur son bord convexe, il s'écoule une grande quantité de matière puriforme blanchâtre comme du fromage blanc délayé dans de l'eau.

Tout le rein est ainsi transformé en tissu lacunaire, où il est presque impossible de reconnaître le tissu normal.

L'uretère gauche est épaissi depuis le haut jusqu'en bas, surtout au-dessus de l'orifice vésical.

On ouvre ensuite la vessie et on constate que la muqueuse est complètement détruite par places et qu'en d'autres endroits il y a comme des arborescences formées par l'infiltration tuberculeuse.

Ces lésions sont répandues un peu partout, mais prédominent au niveau du trigone vésical.

Les vésicules séminales sont tuberculisées également et contiennent de petites cavernules, ainsi que la prostate et le commencement des canaux déférents.

Les testicules n'ont absolument rien macroscopiquement; ils sont petits, presque atrophiés et paraissent normaux à la coupe.

En incisant l'urètre depuis l'orifice vésical jusqu'au niveau du gland, on constate qu'il est complètement transformé en tissu tuberculeux et son infiltration ressemble à celle que l'on a notée au niveau de la vessie.

Cette observation est curieuse à cause de l'étendue des lésions tuberculeuses qui avaient envahi l'urètre postérieur.

OBSERVATION IX.

Tuberculose du rein chez un petit enfant.

(J. LOWETT MORSE A. M. M. D. Boston, *New-York Medical Journal*, décembre 1906.)

William T...., troisième enfant de parents bien portants, était né le 25 juin 1903. Il était normal à la naissance, pesant 9 livres 3/4.

Il fut nourri uniquement au sein pendant quatre semaines. mais à la fin de cette période il ne pesait que 10 livres. et cela ne semblait pas suffisant. On lui donna alors. à domicile. un mélange de lait de vache pasteurisé à 15 degrés Fahrenheit..

Le lait fut pasteurisé, jusqu'à son retour à la ville. époque à laquelle il prit à domicile un mélange préparé de lait venant du laboratoire Walter Gordon.

Il se porta très bien. excepté un ou deux embarras intestinaux vers la dernière partie d'octobre. Il pesait alors 15 livres 1/2.

A l'examen physique, à cette époque c'était un petit enfant très normal. Bien qu'il ait continué à augmenter jusqu'à la fin de décembre, puisqu'il pesait 16 livres 3/4, son état général et ses digestions ne furent pas tout à fait aussi bonnes qu'elles avaient été.

Depuis cette époque. les digestions n'étant pas satisfaisantes. il n'augmenta pas, quoique l'examen physique ne montrât rien d'anormal excepté une légère pâleur.

Il avait un stomatite légère et les amygdales à un moment donné grosses et un peu rouges.

On remarqua. au commencement de juin 1904. que l'urine était trouble et qu'elle sentait mauvais. mais elle ne fut pas examinée avant le 19 janvier. Elle était trouble, de réaction neutre et contenait une grande quantité d'albumine. Le dépôt était composé uniquement de pus, pas de cellules. Il n'y avait pas de douleur à la miction.

Pendant ce temps il continuait à bien prendre sa nourriture et à bien digérer, mais il diminuait peu à peu de poids. La température variait entre 99 et 100 pulsations.

On lui donna de l'*hexaméthylénamine*, en doses variant de un à deux grains trois fois par jour.

La digestion continua d'une façon plutôt peu satisfaisante et l'enfant diminuait de poids.

L'urine contenait toujours beaucoup de pus, pas de cellules.

L'examen du *2 février* nous le montre d'une pâleur modérée et visqueuse sans autre chose d'anormal.

La température continue à se maintenir légèrement élevée. A cette époque, on supposa que le pus dans l'urine était le signe d'une simple cystite, qui n'est pas du tout rare chez l'enfant souffrant de troubles de la digestion.

Comme l'état général ne s'améliorait pas et que la température commençait à monter jusqu'à 103 et 104 degrés Fahrenheit. l'urine fut examinée bactériologiquement et on trouva beaucoup de bacilles de la tuberculose.

La présence de microbes fut vérifiée microscopiquement et cultivée par le Dr P. Mallory et par le Dr C.-W. Duval. Pour être certains du diagnostic. des cobayes furent inoculés avec le dépôt centrifugé par le Dr Duval; les cobayes furent tués trois semaines après et présentèrent de la tuberculose.

L'urine continue à être trouble et à contenir des traces d'albumine et ue peu de pus, quelques cellules rondes étaient apparentes de temps en temps. mais on ne vit pas de dépôts.

A la fin de février. le petit enfant fut atteint d'une inflammation rétro-pharyngienne qui n'aboutit cependant pas à la suppuration. Son état s'améliora beaucoup au bout de deux semaines. mais l'hypersécrétion muqueuse du nez et du pharynx dura jusqu'en juin.

Le traitement au lait frais fut commencé d'une manière tout à fait satisfaisante au milieu de mars. Le petit enfant était gardé dehors pendant sept à huit heures par jour et ayant toutes les fenêtres ouvertes la nuit.

Il continua à maintenir son poids entre 15 livres et 15 liv. 3/4. La digestion se faisait bien, le plus souvent.

L'état de l'urine continua à être le même.

La température aussi continua à être élevée.

Il fut pris à Dublin N H vers la fin de mars 1904 ; il était toujours dehors, habituellement dans une tente, quelquefois dans une plazza, jour et nuit avec le soleil ou la pluie, ne la quittant que pour être baigné.

L'hexaméthylénamine fut cependant continuée pendant six mois de plus. Au 1er mai 1905, il alla à Peterborough où il continua sa vie au dehors. En novembre il revient chez lui dans un faubourg de Boston où il continua sa vie au grand air, étant dehors tout le jour et dormant sous une véranda la nuit.

On lui enleva un gros paquet d'adénoïdes et une grosse amygdale droite en février 1906.

Il a maintenant trois ans, c'est un bel enfant se portant admirablement, pesant 36 livres nu. L'examen des urines est absolument négatif et l'urine tout à fait normale.

La seule douleur est celle qu'on réveille par la palpation bimanuelle, encore est-elle très peu accentuée.

La palpation permet de sentir le pôle inférieur du rein gauche assez volumineux, on a l'impression d'avoir la moitié du rein entre les mains.

Cette tumeur est assez peu bosselée et semble une hypertrophie simple de l'organe. Elle paraît aussi peu mobile ; on ne peut pas avec les deux mains la remonter sous les côtes ; le déplacement latéral est également impossible.

L'examen des poumons est négatif, il n'y a pas la moindre lésion appréciable.

On ne note pas non plus de polyadénie périphérique.

La tuberculose urinaire, tout au moins clinique, est extrêmement rare à cet âge et la guérison encore plus rare. Il ne peut y avoir aucun doute sur la certitude du diagnostic de ce cas cependant, puisque les bacilles tuberculeux furent identifiés par des maîtres compétents non seulement au point de vue du microscope et des cultures, mais aussi par l'inoculation aux cobayes.

La localisation de la lésion dans ce cas était probablement dans le bassinet, peut-être aussi dans le sang ; une étiologie définie pour la maladie ne fut jamais déterminée.

Tous les membres de la famille, tous les serviteurs étaient bien portants et indemnes de toute tuberculose.

La provision de lait douteux employé au début de l'été avait été pasteurisée. Les provisions de lait après cette époque étaient au-dessus de tout soupçon de tuberculose.

L'infection rétro-pharyngienne et l'hypertrophie chronique des amygdales font penser cependant que la porte d'entrée était dans la gorge.

Ce cas soulève quelques points de diagnostic importants :

D'abord, l'importance de l'examen de l'urine dans toute maladie obscure de l'enfance, spécialement lorsqu'il y a de la fièvre. Secondement, la nécessité de penser à la tuberculose urinaire même à cet âge.

Elle conseille fortement *(emphasize)* l'usage de l'air pur dans le traitement de la tuberculose et montre que même les tout jeunes enfants non seulement ne peuvent pas souffrir, mais ne peuvent que profiter du plein air de jour et de nuit même dans un climat froid.

OBSERVATION X.

Tuberculose urinaire chez un enfant. Néphrectomie,
cystotomie périnéale.

(MM. VIGNARD et LAROYENNE. Société de Chirurgie, Lyon, 1907, 28 février.)

Enfant de quatorze ans, atteint de tuberculose urinaire atteignant le rein gauche et la vessie. Comme il est de règle en pareille association, les troubles vésicaux ouvrirent la scène. Une incontinence d'urine d'abord nocturne, ensuite constante, des hématuries d'abord légères, ensuite abondantes, amenèrent le malade à la Charité, un an après le début de ces accidents.

Depuis quelque temps son état général était devenu très précaire. On reconnut l'augmentation de volume du rein gauche et l'intégrité, du moins apparente, du rein droit. L'état de la vessie ne permettait aucun examen endoscopique.

L'aggravation progressive des symptômes indiquait l'urgence d'une intervention. Le rein gauche fut abordé par la voie lombaire et enlevé après quelque hésitation. L'examen de la pièce montra une tuberculose caverneuse massive et un gros rein du poids de 330 grammes : la proportion de l'urée excrétée augmenta notablement, mais les phénomènes de cystite persistèrent et ne cédèrent pas à des tentatives d'injection et d'instillation médicamenteuses, qu'un spasme vésical et urétral rendait illusoires.

Aussi, quinze jours après cette néphrectomie, on entreprit de drainer la vessie par une nouvelle intervention et l'on pratiqua une taille vésicale directe, périnéale médiane sans passer par l'urètre. MM. Rochet et Durand ont montré la valeur de cette méthode de cystostomie périnéale et aussi la difficulté anatomique que son exécution présente chez les adultes à périnée profond.

Chez l'enfant, elle s'effectue avec la plus grande facilité, en utilisant une incision de prostatectomie et au besoin en se garant du rectum par un doigt, introduit dans sa lumière.

Aujourd'hui, six mois après la double intervention, l'état général de ce malade s'est considérablement amélioré, il conserve une fistule vésicale qu'on se hâtera de tarir, car il est plus que douteux que sa tuberculose vésicale soit guérie et ses urines sont encore troubles.

Mais il paraît bien avoir retiré un bénéfice certain de de cette néphrectomie, complément par une taille vésicale.

OBSERVATION XI.

Tuberculose rénale, probablement d'origine circulatoire, chez une fillette de dix ans. Hématurie très prolongée. Troubles vésicaux. Insuffisance manifeste du rein malade. Compensation satisfaisante de l'autre rein. Diagnostic de tuberculose rénale posé. Néphrectomie confirmant le diagnostic. Uretère dilaté. Depuis l'opération, guérison progressive, malgré quelques autres timides localisations tuberculeuses. Cicatrisation parfaite. Bon état général.

Georgette L..., âgée de dix ans, entrée à l'hôpital le 3 janvier 1908, en sortit une première fois le 28 janvier 1908 et sortit définitivement le 11 juin 1908. Suivie jusqu'au 6 avril 1910, elle présenta à cette date un bon état général.

Antécédents héréditaires. — On ne relève aucun antécédent héréditaire, les parents de l'enfant sont bien portants, absolument indemnes de tuberculose, sans tendance hémorragipare.

Il y a six enfants, tous bien portants. Une fausse couche dans le passé puerpéral de la mère.

Antécédents personnels. — L'enfant est née à terme, en présentation du siège. Elle a été nourrie exclusivement au sein jusqu'à l'âge de treize mois. Elle a mis sa première dent à huit mois et a marché à onze mois. Il est intéressant de noter chez cette fillette l'apparition d'une rougeole à l'âge de six ans. On sait combien cette fièvre éruptive, réputée à tort bénigne, prédispose les enfants à la tuberculose.

Histoire de la maladie. — Le début des accidents date de deux ans. A cette époque, l'enfant commença à perdre ses urines la nuit. Mais il n'y eut pas d'incontinence pendant le jour.

Plus tard, les urines deviennent troubles. En même temps, la petite malade accusa des douleurs dans la région hypogastrique. Ces douleurs furent très vives, ne s'augmentant pas par la miction, mais s'accroissant par le mouvement et se calmant par le repos. Plus tard, l'incontinence nocturne se compliqua d'incontinence diurne.

Depuis dix-huit mois les urines sont sanglantes. Les hématuries sont rouge vif. Elles étaient aussi abondantes au début de leur apparition que lorsqu'on les examine, dix-huit mois après. De temps en temps les urines contenaient des caillots sanguins de petite dimension.

L'examen ne décela jamais de calculs ni de sables urinaires. C'est dans ces conditions que l'enfant est arrivée à M. Comby, le 24 décembre 1905.

Dans le service de médecine. — Les douleurs ont actuellement absolument disparu. L'incontinence diurne et nocturne persiste. On constate manifestement la présence du sang dans les urines. La recherche du bacille de Koch y reste absolument négative. L'oculo-réaction à la tuberculine au 200° est positive. L'enfant, pendant quelques jours, prend de l'urotropine à la dose quotidienne de 0,75 centigrammes, mais sans aucune espèce d'amélioration.

Les médecins qui soignent l'enfant pensent à la tuberculose du rein et on passe la malade en chirurgie dans le service du professeur Broca, le 3 janvier 1908.

Examen à l'entrée en chirurgie. — Il y a hématurie certaine bien qu'en ce moment l'urine soit à peine teintée. D'après ce que dit la mère, ces hématuries seraient continues, l'urine ne serait claire que pendant quelques jours, puis se teinterait de nouveau et cela depuis dix-huit mois. C'est sans doute une des raisons pour lesquelles l'enfant a maigri depuis quelque temps, la mère est affirmative sur ce point. L'incontinence semble être due surtout à de la pollakiurie. L'enfant a de très fréquentes envies d'uriner, mais n'a pas toujours le temps d'attendre et laisse échapper son urine, mais l'enfant a conscience de ce fait et sent qu'elle urine. Cela indiquerait une excitabilité assez considérable de la muqueuse vésicale. Il n'y a apparemment pas de pyurie, et cela, bien qu'il y ait un dépôt assez considérable dans l'urine. Un examen plus complet montre pourtant qu'il y a des globules de pus.

La polyurie est difficile à apprécier, étant donnée l'incontinence partielle. Il n'y a pas de douleurs spontanées d'aucune sorte ni même de pesanteur lombaire.

La seule douleur est celle qu'on réveille par la palpation bimanuelle; encore est-elle très peu accentuée. La palpation permet de sentir le pôle inférieur du rein gauche, assez volumineux: on a l'impression d'avoir la moitié du rein entre les mains. Cette tumeur est assez bosselée et semble une hypertrophie simple de l'organe. Elle paraît aussi peu mobile. On ne peut pas avec les deux mains la remonter sous les côtes, le déplacement latéral est également impossible.

L'examen des poumons est négatif, il n'y a pas la moindre lésion appréciable. On ne note pas non plus de polyadénie périphérique. Il semble que l'on ait affaire à une tuberculose primitive du rein gauche à forme corticale, hémorragique.

M. le Dr Luys rechercha, le 18 janvier 1908, la capacité vésicale, qu'il trouva égale à 25 centigrammes. Elle était donc très diminuée.

La séparation des urines fut pourtant possible. Leur examen montra une très grande insuffisance du rein gauche et une compensation très satisfaisante du rein droit.

Du 15 au 27 janvier 1908. — L'enfant présente une courbe de température cyclique élevée avec des phénomènes de bronchite légère généralisée, prédominante aux deux sommets : souffle au sommet gauche et foyers de râles sous-crépitants dans la ligne axillaire gauche.

La question de bacillose pulmonaire est un peu plus douteuse, étant donné la défervescence, bien qu'à ce moment il persiste aussi des signes physiques.

L'enfant sort de l'hôpital le 27 janvier 1908, pour terminer sa convalescence avant d'être opérée de son rein.

13 janvier 1908. — Analyse des urines séparées, par M. Maillard.

Les quantités d'urine prises dans le rein gauche étant très faibles, on a dû faire le dosage des chlorures sur une première prise et le dosage de l'urée sur une seconde.

Rein gauche :

1re prise : 1 gr. 17 d'urine. Dosage des chlorures : 0 gr. 91 par litre. La réaction est neutre.

2e prise : 0 gr. 61 d'urine. Dosage de l'urée (procédé Yvon) : 9 grammes par litre.

Ce sont, dans les deux cas, des quantités très inférieures à la normale.

Rein droit :

1re prise : 4 gr. 50 d'urine. Dosage de l'urée : 14 gr. 691 par litre.

2e prise : 9 grammes d'urine. Dosage des chlorures : 11 gr. 80 par litre.

Quantités de beaucoup supérieures à celles du rein gauche et voisines de la normale.

Totalité des urines :

Il y a 8 gr. 20 d'urine.

17 gr. 934 d'urée par litre.

12 gr. 12 de chlorures par litre.

11 mai 1908. — Analyse des urines séparées :

Rein gauche :

0 gr. 56 d'urine ; 1 gr. 24 de chlorure de sodium par litre.

Rein droit :

1re prise : 3 gr. 70 de chlorure de sodium par litre.

2e prise : 3 gr. 50.

Totalité des urines : 3 gr. 45 de chlorure de sodium par litre.

Dosage de l'urée :

Totalité des urines : 18 gr. 915 d'urée par litre.

Rein droit :

1re prise : 20 gr. 176 d'urée par litre.

2e prise : 17 gr. 654 d'urée par litre.

En résumé, il existe une insuffisance de chlorure de sodium pour l'élimination du rein droit, quoique la proportion de cette élimination soit trois fois plus forte que celle du rein gauche.

Le rein droit et l'urine de la vessie sont assez riches en urée.

Rentrée de la malade à l'hôpital le 28 avril 1908. Pendant la convalescence, l'état général paraît s'être amélioré, l'enfant semble avoir un peu engraissé. Les urines auraient été moins sanglantes pendant cette période.

Examen à la rentrée. — Il n'y a pas de modifications dans les signes physiques rénaux. L'hématurie est constatée le jour même de l'entrée. C'est une hématurie avec urines rougeâtres sans dépôt important.

L'enfant paraît avoir moins de pollakiurie qu'à son premier séjour à l'hôpital. Pendant la nuit, cependant, elle urine toujours dans son lit.

A l'examen du poumon, on constate que le sommet du poumon gauche présente nettement des lésions du premier degré de la tuberculose pulmonaire. On y trouve, en effet, un peu de submatité, d'amaigrissement sus-épineux et une inspiration un peu diminuée avec quelques râles par moments.

9 mai. — On note une poussée de température à 39 degrés. Céphalalgie ayant apparu assez brusquement le matin. Rien à la gorge. Il y a une respiration soufflante au sommet droit.

11 mai. — M. le Dr Luys fait la séparation des urines. Capacité vésicale de 10 à 15 grammes. La séparation des urines est faite avec le séparateur à petite courbure qui est resté appliqué pendant vingt minutes. On obtient du côté droit une éjaculation rythmique d'urine, éjaculation régulière, d'abord sanglante puis s'éclaircissant de plus en plus. On peut recueillir deux tubes d'urine à droite, tandis qu'à gauche on a seulement quelques gouttes sanglantes.

13 mai. — Néphrectomie par M. Broca. Rein bosselé par une série de poches caséeuses du volume d'une noix environ et dont l'une s'est rompue au moment de l'opération. La pièce est remise à M. Luys. L'uretère est gros. On fait le drainage.

Le soir, la température est de 37° 6, le pouls à 106.

Le 14. — Les urines sont sanglantes, rares (200 grammes à peine). Il est vrai que l'incontinence persiste.

Le 15. — L'état reste le même.

Le 17. — La quantité des urines émises a un peu augmenté, 250 gr. environ. Elles sont encore sanglantes et tachent même fortement le linge.

Le 20. — Pour la première fois, les urines, qui augmentent progressivement de quantité, ne sont pas teintées de sang.

Le 21. — 625 grammes d'urines non sanglantes. On fait l'ablation des fils. Le drain donne une suppuration peu abondante.

Le 22. — Urines troubles. Pas de sucre. Albumine : 0 gr. 50. Phosphates dosés en acide phosphorique : 1 gr. 06 par litre.

Urée : 12 gr. 610 par litre.

Chlorures dosés en chlorure de sodium : 5 gr. 175 par litre.

Le 28. — Les urines abondantes sont de nouveau sanglantes.

Le 29. — Urines claires de nouveau.

Le 30. — 8 gr. 27 d'urée par litre.

Le 4 juin. — Le drain est définitivement enlevé. L'état général est bon malgré des oscillations thermiques survenues les jours précédents.

Du 4 au 11. — Les urines sont sanglantes presque tous les jours. La malade sort le 11 juin ; la plaie est fermée.

La fillette est revue le 22 octobre. Elle a passé trois mois à la campagne, elle est bien portante. Il n'y a plus de pus ni de sang dans les urines. Il y a encore un peu d'incontinence nocturne mais plus d'incontinence diurne. On fait la cautérisation d'un foyer commençant de lupus sur la joue droite. Il y a dans les urines un léger trouble dû à l'albumine.

Le 31. — Analyse d'urine. Albumine 0 gr. 35 par litre ; urée : 10 gr. 088 par litre ; chlorures : 6 gr. 95 par litre ; phosphates : 1 gr. 40. Il y a des sédiments, mais ils ne renferment ni pus ni bacille de Koch.

L'enfant est revue l'année suivante, le 15 octobre 1900. Bon état général. L'enfant s'enrhume facilement.

Enfin, le 6 avril 1910, l'enfant est revue à nouveau. On analyse les urines et voici les derniers résultats :

Densité des urines : 1,005 ; réaction légèrement acide ; urée : 5 gr. 765 par litre ; chlorures (en Na Cl) : 4 gr. 095 par litre ; acide phosphorique : 0 gr. 55 par litre ; albumine : 0 gr. 15 par litre. Quelques globules de pus.

L'enfant présente un bon état général.

OBSERVATION XII

Tuberculose rénale droite.

(MORELLE, Bruxelles, *Annales Instit.*, sept. 1909.)

V. E..., seize ans. Ce malade, un petit bossu, malingre, a souffert d'une coxalgie et d'un mal de Pott dorsal. Il expectore beaucoup : il n'y a guère de symptômes appréciables à la poitrine ; les crachats ne contiennent pas de bacilles de Koch.

Il a des urines troubles, des mictions extraordinairement douloureuses et très nombreuses.

Je le vois *le 13 novembre 1908*. L'urine est recueillie au milieu du jet dans un tube stérilisé. Le produit ensemencé, cultivé sur bouillon.

L'examen microscopique de l'urine fait voir de nombreux globules de pus, quelques cylindres granuleux, des bacilles de Koch. Pas d'autres microbes.

Le *26 novembre*, j'ai fait sous chloroforme une division avec le petit diviseur de Luys (sans lavage préalable de la vessie et après injection de 2 centimètres cubes de carmin indigo).

L'introduction du diviseur est très difficile et fait saigner. La division ne commence que vingt minutes après l'injection.

Je note en passant que les cultures sur bouillon et sur agar faites avec l'urine recueillie à la sonde restent stériles.

| | URINES DIVISÉES | |
URINE TOTALE	Rein droit	Rein gauche
Quantité.		
Aspect . . . Trouble	Bleu trouble	Rouge trouble
Urée 10,23	10,15	6,25
Examen microscopique	Pas de pus	Très nombreux bacilles de Koch
Pas de bacilles de Koch.	1 groupe de bacilles de Koch	Pus très abondant

Les données de cette division étaient suffisantes pour conclure à l'indication de la néphrectomie. Dans ce cas, la cystoscopie et à plus forte raison le cathétérisme urétéral étaient impossibles à cause de la petite capacité vésicale qui atteignait à peine 40 centimètres cubes.

Le fait d'avoir rencontré un groupe de bacilles de Koch dans le tube droit ne prouve pas que ces microbes provenaient du rein correspondant ; car dans ce cas le lavage de la vessie n'avait pu être fait avant la division et les bacilles ainsi que les globules de pus pouvaient provenir de lésions vésicales.

La néphrectomie du rein gauche fut faite. Des examens faits après la néphrectomie montrent qu'il y a encore dans l'urine de rares bacilles de Koch.

Voici le résultat de l'analyse du vingt-deuxième jour :

Assez rares fragments de cylindre, pus, sang, cellules épithéliales. Rares bacilles de Koch.

Le malade, très indocile, n'a pu être gardé à ma clinique. D'après l'information du médecin qui me l'a envoyé, son état serait très satisfaisant.

Deux tiers au moins de la substance rénale sont détruits. Tuberculose ulcéro-caverneuse.

Dans la partie du parenchyme restant, il y a des lésions de néphrite épithéliale.

(*Annales des malad. génito-urinaire*, 1909, p. 887, t. II.)

OBSERVATION XIII.

Tuberculose rénale.

(Mme DALAVRAC, Thèse de Paris, 1910.)

Garçon de douze ans. Pollakiurie très prononcée. Hématurie peu abondante, mais persistante. Diagnostic de bacillose rénale posé malgré l'absence de signes physiques à la palpation, une épreuve des trois verres sans intérêt et des signes douloureux assez difficiles à obtenir.

Néphrectomie confirmant le diagnostic. L'uretère est très volumineux.

Roger M..., douze ans. Entré à l'hôpital le *11 février 1910*. Il y est encore le *4 juin*. C'est un enfant amené pour pollakiurie.

Depuis un mois, il urine environ tous les quarts d'heure, le jour comme la nuit.

Son père est mort à trente-quatre ans, de pneumonie. Sa mère est bien portante et n'a jamais fait de fausse couche.

Antécédents collatéraux. — Sa sœur est venue à terme et présente des troubles urinaires. Elle a été soignée en *avril 1909* pour angine phlegmoneuse avec albuminurie. Depuis plusieurs années elle a de la pollakiurie et ne peut résister au besoin d'uriner.

Antécédents personnels. — L'enfant est né à la suite d'une grossesse et d'un accouchement normaux. Élevé au biberon. Rougeole à deux ans et demi. *En 1909*, il a eu la grippe et à ce moment-là il urinait souvent, deux ou trois fois par heure, mais abondamment et sans douleur. Il est revenu chez sa mère il y a dix jours ; il urine très souvent et très peu chaque fois. Il y a des taches de sang sur sa chemise.

A l'entrée dans le service. — Bon état général, pas d'amaigrissement. Rien de suspect au cœur ni à l'appareil respiratoire.

11 février. — M. Broca, appelé, ne trouve pas de calcul dans la vessie et fait le diagnostic de tuberculose rénale.

Le toucher rectal ne donne rien.

Le 14. — Examen de M. Nobecourt. Il constate quelques ganglions sous-maxillaires. Rien aux testicules. Les reins ne sont pas accessibles à la palpation. On ne peut provoquer de douleur à la pression hypogastrique. On trouve du sang dans les urines. Rien à l'appareil circulatoire.

Le 16. — On pratique l'épreuve des trois verres. On n'obtient pas de différence entre leurs contenus.

Le 25. — Les urines sont fortement teintées de sang.

Le 2 avril. — L'hématurie persiste, mais il se manifeste un état subfébrile du malade. Les poumons offrent une respiration légèrement modifiée. Elle est rude et granuleuse au sommet droit en arrière. Rien aux testicules. Reins pas perceptibles.

Examen par M. Luys. — Lésions assez accentuées du rein gauche. Ulcération probablement banale de la vessie.

Le 11 mai. — On recueille deux litres d'urines troubles.

Le 12. — La palpation et la pression sur les points urétéraux ne provoque aucune douleur. Le toucher rectal permet de déceler une assez vive douleur à l'embouchure de l'uretère gauche dans la vessie. Pas de douleur spontanée ni lombaire ni vésicale. Les mictions sont normales, non douloureuses.

Le 18. — Opération faite par M. Broca. Incision iléo-lombaire. Le rein est un peu gros, violacé. Extérieurement, il ne parait pas caséeux. L'uretère, très volumineux jusqu'en bas, a été arraché en bas après décollement de la fosse iliaque.

OBSERVATION XIV.

Fistule lombaire chez un enfant, prise pour une ostéite iliaque gauche D'abord urines troubles; pollakiurie, puis urines claires, pas d'albumine, quantité normale. Opération conduisant à la néphrectomie. Guérison parfaite.

(Mme DALAYRAC, Thèse de Paris, 1909-1910.)

Marcel H..., sept ans. Entré à l'hôpital le 1er juillet 1909, il en sortit le 30 octobre, guéri.

Antécédents héréditaires. — Les parents de cet enfant sont bien portants ; le père a eu trois enfants, deux sont morts, dont un à trois mois de méningite ; la mère a eu une fausse couche à quatre mois.

Antécédents personnels. — L'enfant est né à terme. Il a été nourri au biberon. Première dent à huit mois ; premiers pas à un an. Rougeole à deux ans. Scarlatine à deux ans et demi.

Histoire de la maladie. — Au mois de janvier, le petit malade a commencé à se plaindre de son côté droit. Puis il est apparu sur ce même côté une grosseur de la taille du poing. Les urines du malade étaient très troubles, les mictions très fréquentes et peu abondantes. L'enfant ne s'est jamais beaucoup plaint. Il y a trois semaines, cinq mois après le premier symptome, la mère s'est aperçue de l'existence d'une fistule dans le dos.

A l'entrée à l'hôpital le 1er juillet 1909, l'enfant présente une fistule à la partie inférieure de l'échancrure costo-iliaque droite. Cette fistule a la forme d'un cul-de-poule. Il sort un pus jaune avec des grumeaux. La courbure lombaire est souple. Il n'y a pas de gibbosité et la colonne vertébrale a sa concavité normale, ses mouvements faciles et sa souplesse parfaite. Il n'y a rien aux deux hanches. L'enfant ne boite pas. Il s'agit probablement d'une ostéite iliaque gauche. L'exploration avec un stylet montre un trajet de 4 ou 5 centimètres se dirigeant en dehors vers la crête iliaque.

Le 13 juillet 1909. — La fistule laisse couler un peu de pus jaunâtre. La peau environnante n'est pas en très bon état. On fait un pansement tous les deux jours.

Le 15. — Examen des urines. Pas d'albumine. Urines claires. Quantité normale.

Le 23. — Le malade est opéré par Broca. Débridement de la fistule dont le trajet a de 4 à 5 centimètres. Il conduit obliquement en haut et en dehors, vers la partie supérieure de la crête iliaque. On explore l'os iliaque qui ne présente aucune lésion apparente. Agrandissement de l'incision vers la fausse côte. Un flot de pus abondant s'écoule par la plaie. Le rein est attiré en bas, puis décortiqué. Ligature des vaisseaux rénaux. Ligature de l'uretère dont l'extrémité toute supérieure est dilatée. Ablation du rein droit. Drainage.

Le 21 août. — On met un drain plus petit.

Le 10 septembre. — Il existe très peu de pus. Le drain est enlevé et remplacé par une mèche.

Le 30 octobre. — Le malade sort de l'hôpital ayant un bon état général et une cicatrisation parfaite.

OBSERVATION XV.

Pyonéphrose gauche chez une fillette de six ans et demi. Cathétérisme de l'uretère impossible. Séparation des urines.

R. A...., petite fille de six ans et demi, couchée salle Ollier, lit n° 16, dans le service de M. le professeur Albarran, à l'hôpital Hérold, avait joui d'une bonne santé jusqu'à l'âge de trois ans. A ce moment, 27 mai 1909, pour la première fois hématurie considérable.

Les hématuries se reproduisent le 12 mai 1901, puis en juillet et en décembre 1901.

En janvier 1902, très forte hématurie, avec caillots sanguins vermiforme, longs de 4 à 5 centimètres. L'enfant est alors soigné à l'hôpital des Enfants-Malades, sans qu'à ce moment on ait formé un diagnostic précis sur son état.

Après sa sortie de l'hôpital, elle a été atteinte de rougeole compliquée de broncho-pneumonie. Quelques semaines après, elle se rétablit, sans avoir présenté de nouvelle hématurie au cours de cette maladie intercurrente. Elle se plaint ensuite à chaque miction de violentes douleurs, surtout marquées à la fin de la miction. Les urines sont tantôt sanguinolentes, tantôt assez claires.

En juillet 1902, entérite qui dure deux mois. En septembre 1903, la santé est meilleure, mais les urines sont continuellement rosées ou bien claires, avec quelques gouttes de sang à la fin de la miction.

Depuis mai 1903, elle a des hématuries journalières. Elle entre alors le 30 septembre 1903 dans le service de M. le professeur Albarran, à l'hôpital Hérold. A ce moment la palpation du rein gauche permet d'en constater la notable augmentation de volume. On ne peut trouver la présence d'aucun signe de tuberculose dans aucun des appareils pulmonaires.

Le 2 octobre 1903, un examen cystoscopique, pratiqué sous le chloroforme, permet de voir que toute la vessie est atteinte de cystite, et présente une coloration générale foncée, interrompue par des plaques de cystite du côté droit, uniforme du côté gauche. Du côté droit on aperçoit, au milieu d'amas de fongosités dont quelques-unes se déplacent comme de fausses membranes par l'injection de quelques gouttes de liquide, l'orifice noir de l'uretère où l'on n'a pu introduire de sonde uretérale, à cause des fongosités qui l'encerclent et proéminent dans sa lumière. L'orifice uretéral gauche est au contraire invisible.

Les urines sont peu abondantes (600 à 700 grammes); elles sont troubles et nettement rosées.

Le 6 octobre 1903, M. le professeur Albarran prie M. le Dr Luys de venir faire la séparation des urines chez sa petite malade.

Des urines recueillies avec une sonde, avant la séparation, avaient montré que ces urines étaient extrêmement troubles, épaisses, purulentes, et même que la fin de l'émission urinaire était teintée de sang.

Quelques seringues d'eau boriquée injectées permirent de diminuer le trouble du liquide, mais ne parvinrent pas à faire disparaître complètement le sang venant de la vessie. Il existait donc là des lésions de cystite hémorragique des plus nettes.

La capacité vésicale était néanmoins bonne, puisque le volume des urines recueillies avec la sonde dépassait certainement 100 grammes,

Le séparateur (modèle d'enfant) fut laissé en place pendant un quart d'heure et permit d'obtenir le résultat suivant :

A gauche : urines extrêmement purulentes, épaisses et sanglantes, du volume d'environ 4 centimètres cubes.

A droite : urines nettement sanglantes, mais ne paraissant pas contenir de pus en proportion appréciable.

L'analyse chimique des urines séparées, faite par M. Boinot, interne en pharmacie du service, donne le résultat suivant :

	Rein droit	Rein gauche
Quantité . . .	2cm3	2cm3
Aspect	Trouble, avec dépôt rouge vif occupant le tiers du liquide.	Opaque ; dépôt jaune sale occupant les deux tiers du liquide.
Réaction . . .	Alcaline.	Alcaline.
Urée par litre.	12 gr. 50.	0 gr. 70. 0 gr. 75. Trop peu d'urine pour en faire un dosage rigoureux.
Examen microscopique.	Hématies très abondantes, leucocytes assez nombreux.	Hématies assez nombreuses; leucocytes très abondants; quelques cylindres muqueux chargés de globules blancs.

Le *10 octobre 1903*, néphrectomie du rein gauche par M. le professeur Albarran.

Le rein présente des lésions manifestes de tuberculose. La partie supérieure du rein a une zone corticale assez étendue, mais elle est infiltrée de granulations. La partie inférieure, au contraire, ne présente rien que des cavernes, dont beaucoup n'étaient pas encore ouvertes. L'uretère était très dur, énorme et sclérosé.

A la suite de cette intervention l'urine devient jaunâtre, non plus rosée et moins trouble. L'état général va en s'améliorant énormément. La petite malade est soignée par la suralimentation et l'huile de foie de morue. Des instillations gaïacolées sont faites dans la vessie.

Le *16 novembre*, la plaie opératoire était fermée, l'état général était bon et très amélioré, la quantité d'urine était suffisante. Il y avait encore cependant dans ses urines un dépôt sanguinolent et purulent.

(Exploration de l'appareil urinaire, par le Dr Georges Luys,
2e édition, 1909, Paris, Masson, p. 473 et sqq.)

Observation XVI.

*Pyonéphrose gauche. L'application du séparateur (modèle d'enfant)
permet de constater que l'autre rein a un bon fonctionnement et
autorise la néphrectomie gauche.*

Une petite fille de neuf ans, au service de M. le professeur Lannelon-
gue, à l'hôpital des Enfants-Malades, présentait des urines troubles,
purulentes et boueuses. On sentait en même temps dans l'hypocondre
gauche une masse assez volumineuse présentant du ballottement très
net et paraissant être le rein. Le diagnostic clinique de tuberculose
rénale gauche semblait évident et avait été posé par M. le Dr Variot,
dans le service de qui la malade se trouvait tout d'abord. Mais le point
essentiellement intéressant était de savoir quel était l'état de l'autre rein,
du côté droit, qui n'était ni senti ni douloureux.

C'est pour y répondre que la séparation des urines fut demandée ;
elle fut faite le 1er février 1903 par le Dr Luys. Le séparateur, laissé en
place pendant près de vingt minutes, permit de constater que tandis
qu'à droite il s'écoulait de l'urine nettement jaune et claire, à gauche,
au contraire, il s'écoulait de l'urine purulente. L'analyse chimique fut
faite par M. Fournier, interne en pharmacie du service, qui donna le
résultat suivant : tandis que l'urine de la vessie contenait 12 grammes
d'urée par litre et un dépôt épais et dense de pus, l'urine du rein sain
donnait 23 grammes d'urée par litre et un dépôt floconneux insignifiant.

Ce résultat si net fit décider l'intervention. La néphrectomie du rein
gauche fut pratiquée le 4 février 1903 par M. le Dr Villemin et permit
de constater que l'on avait bien affaire à une tuberculose rénale.

Dès le jour même, le petit malade urinait bien et ses urines s'étaient
considérablement éclaircies.

(Exploration de l'appareil urinaire, par le Dr Georges Luys,
2e édition, 1909, Paris, Masson, p. 476.)

Observations XVII, XVIII, XIX.

Au moment de mettre sous-presse, nous lisons un travail de
J. Oraison (de Bordeaux), sur *Trois cas de tuberculose chirurgicale de l'enfant.*

Nous en extrayons ces trois observations.

Observation I.

Ma première malade me fut amenée en 1908 pour des douleurs lombaires droites, existant depuis quelques mois, à caractère continu et

s'étant accompagnées, au début, de fréquence des mictions avec urines très limpides. Celles-ci ne se troublèrent que peu de temps avant la visite de la malade, qui constata en même temps l'apparition de douleurs post-mictionnelles et d'hématuries terminales.

Elle était normalement développée, paraissait jouir par ailleurs d'une excellente santé et ne présentait rien de particulier dans ses antécédents héréditaires ou personnels.

Lorsque je la vis, je constatai l'existence d'un gros rein droit, sensible, facilement mobilisable.

Le rein gauche ne présentait rien d'anormal, mais la vessie était très douloureuse à la palpation. L'examen des urines montrait du pus et des bacilles de Koch.

Je proposai une division des urines. Elle fut refusée énergiquement par la mère qui, considérant comme une injure le fait de soupçonner une tuberculose rénale chez sa fille, me quitta brusquement. Un an après environ, l'état de la malade continuant à s'aggraver, on se décida à la conduire à l'hôpital du Tondu, où j'aidai mon maître le Professeur Pousson à l'opérer.

Le diagnostic fut pleinement confirmé : le rein présentait de nombreuses cavernes.

La malade garda longtemps des symptômes vésicaux, malgré un état général des plus florissants. J'ignore ce qu'elle est devenue depuis [1].

Observation II.

Ma seconde malade était âgée de sept ans. C'était une pauvre enfant sans antécédents héréditaires directs, mais dont le père était alcoolique invétéré. Au surplus, elle était immobilisée depuis deux ans dans un corset plâtré pour un mal de Pott dorso-lombaire.

Un an environ avant de me la mener, sa mère avait constaté que l'enfant, propre jusque-là, mouillait son lit assez souvent et qu'en même temps elle retenait difficilement ses urines le jour.

Ces symptômes ne tardèrent pas à s'aggraver au point d'entraîner une incontinence presque absolue et à s'accompagner de pyurie abondante sans grande douleur vésicale.

Lorsque je vis la petite malade, en 1910, elle était dans un état pitoyable, très amaigrie, très pâle, très triste. La palpation vésicale, à laquelle je dus me borner pour l'instant en raison du corset plâtré, était très douloureuse, la vessie saignait très facilement et les urines contenaient de nombreux bacilles de Koch. Je renonçai pour le moment

---

1. Cette malade, actuellement âgée de vingt-quatre ans, est en traitement à l'hôpital du Tondu pour tuberculose vésicale.

à toute exploration et à toute idée d'intervention et j'instituai une médication générale, en même temps qu'un traitement vésical par l'huile goménolée, qui amena pendant quelque temps une très légère amélioration.

Je profitai d'un changement de corset pour palper les reins. Je trouvai le droit énorme, sensible et bloqué. Le gauche était gros également. Après une amélioration de très courte durée, l'état de la malade déclina si rapidement à la suite de l'apparition d'un abcès froid de dimensions considérables que je renonçai définitivement à toute opération. La mort survint un mois après, par cachexie.

Observation III.

Mon troisième cas se rapporte à une fillette de treize ans, ayant dans ses antécédents collatéraux une sœur et un frère morts, l'une de méningite, l'autre de tuberculose pulmonaire. Personnellement, elle n'avait rien présenté d'important. Réglée à douze ans, elle l'était très mal depuis.

En avril 1912, elle était prise brusquement de besoins pressants et fréquents, la nuit surtout, avec des douleurs post-mictionnelles, des urines troubles et des hématuries terminales.

Vers le *15 juin*, apparait une incontinence incomplète, mais qui n'est qu'apparente, parce que l'enfant, souffrant davantage si elle se retient, préfère satisfaire le besoin aussitôt qu'il se fait sentir.

Les urines deviennent très troubles et sanglantes.

Au moment de l'examen, la petite malade présente cependant un état général assez bon. La palpation du rein gauche ne montre rien d'anormal.

En revanche, du côté droit, on détermine une forte défense musculaire qui ne permet pas de sentir le rein. La pression est très douloureuse dans le sinus costo-lombaire et en avant, de même que sur tout le trajet de l'uretère.

La vessie est peu sensible à la palpation, mais beaucoup à l'exploration.

Bacilles dans les urines globales.

Traitement prescrit. — Urotropine, cacodylate de soude et instillation goménolée dans le but de modifier l'état de la vessie en vue d'un examen.

20 septembre 1912. — La malade étant très indocile est anesthésiée au chloroforme pour subir le cathétérisme urétéral.

La vessie n'admet avec peine que 60 grammes de liquide. Toute la moitié droite est très malade, bourgeonnante.

Il est impossible de voir l'orifice uretéral.

Une sonde n° 8 est facilement introduite dans l'uretère. Une sonde est placée dans la vessie.

RÉSULTATS :

	Rein gauche	Vessie
Urée par 1.000	23 gr. 30 / 13 gr. 30	2 gr. 70 / 1 gr. 30
— réellement éliminée. . .	0 gr. 935	0 gr. 056
Chlorures par 1.000	8 gr. 50 / 2 gr.	4 gr. 10 / 2 gr. 80
— réellement éliminés.	0 gr. 347	0 gr. 067
Albumine.	0 gr.	Grande quantité
	Cellules de l'uretère. Peu d'hématies et de leucocytes. Pas de microbes.	Hématies très nombreuses. Leucocytes abondants. Bacilles de Koch.

La néphrectomie lombaire fut pratiquée le *25 septembre 1912* et montra un rein petit, bosselé, farci de granulations à la surface.

A la coupe, nombreuses cavernes pleines de pus au niveau des papilles. L'uretère est gros, épaissi, mais perméable.

La malade part, guérie opératoirement le *22 octobre*, mais gardant une grande fréquence, de l'hématurie et de l'incontinence dans la position couchée, tous phénomènes qui s'expliquent par l'état de la vessie.

Revue le 6 décembre. — La malade a beaucoup engraissé. L'état général est parfait, l'appétit excellent. Elle ne se mouille pas du tout le jour, mais urine toutes les heures sans douleur. Les urines sont toujours sanguinolentes.

Les dernières nouvelles, reçues dans le courant de février **1913**, m'apprennent que l'état général est toujours très bon et que localement il y a une amélioration assez nette sous l'influence des instillations alternées de sublimé à 1/20.000 et d'huile gaïacolée et iodoformée.

CONCLUSIONS

De l'étude que nous avons faite de la tuberculose rénale chez l'enfant découlent les conclusions suivantes :

1° L'examen endoscopique de l'appareil urinaire chez l'enfant est, dans la très grande majorité des cas, aussi facile que chez l'adulte.

La fillette, en particulier, bénéficiera des progrès de l'instrumentation. Chez elle, la cystoscopie à vision directe donnera des résultats dès le jeune âge.

Chez le garçon, l'étroitesse du méat conduira à se servir du cystoscope à vision indirecte de calibre très petit.

L'uretère admet dès l'âge de quatre ans des sondes n° 6. La division est par suite faisable dès cet âge.

2° La tuberculose est beaucoup plus fréquente chez l'enfant qu'on ne l'avait supposé avant ces dernières années ; en particulier, la forme chirurgicale que nous avons étudiée a été souvent méconnue.

3° Les symptômes de début de cette affection sont très variables, mais chez l'enfant l'incontinence est un des signes les plus fréquents des lésions bacillaires.

L'évolution de l'affection est insidieuse et demandera un examen attentif au clinicien.

La durée en sera variable, mais le pronostic est fatal dans la très grande majorité des cas si le chirurgien n'intervient pas.

4° Parmi les complications, le phlegmon périnéphrétique est une des plus fréquentes, si bien qu'à la suite de toute suppuration de la fosse lombaire on doit pratiquer un examen fonctionnel des reins.

5° Dans la grande majorité des cas, la tuberculose rénale au début est unilatérale. Ceci est une raison de plus pour que le chirurgien intervienne de bonne heure.

6° Le seul traitement curatif est la néphrectomie. Elle seule peut donner la guérison, à l'exclusion des traitements médicaux.

7° Le chirurgien sera encore utile au malade dans les cas les plus avancés par des interventions sur la vessie, sur le rein ou sur l'atmosphère périrénale en cas de complications.

BIBLIOGRAPHIE[1]

ACHARD, MARION, PAISSEAU. — Thérapeutique urinaire (Paris, Baillière, 1910).

ALBARRAN. — Exploration des fonctions rénales (Paris, Masson, 1905). Médecine opératoire des voies urinaires (Paris, Masson, 1909). Tumeurs de la vessie (Paris, Steinheil, 1893).

ALBARRAN et IMBERT. — Les tumeurs du rein (Paris, Masson et Cie).

ALDIBERT. — De la chirurgie du rein chez l'enfant (*Revue des maladies de l'enfance*, 1893).

ARLOING. — Leçons sur la tuberculose et certaines septicémies (1892).

AVIRAGNET. — Formes curables de la tuberculose aiguë chez l'enfant (*Pédiatrie pratique*, Lille, 1910).

BAUMEL. — La tuberculose rénale chez l'enfant. Difficulté de son diagnostic (*Montpellier médical*, 1892).

BERNARD (L.). — Les affections tuberculeuses des reins.

— La néphrite parenchymateuse des tuberculeux (*Bulletin médical*, 6 mars 1901).

CARLIER. — Indications opératoires de la tuberculose rénale (*Revue clinique d'urologie*, 14 février 1909).

CASTAIGNE. — Étude clinique et thérapeutique à propos de deux cas de tuberculose rénale (*Bulletin médical*, n° 44).

CATHELIN. — Tuberculose rénale et des voies urinaires chez l'enfant avec distension énorme du bassinet (*Société d'Anatomie*, 1898).

DESCHAMPS. — Le sarcome du rein chez l'enfant (*Revue d'hygiène et de méd. infant.*, Paris, 1907, VI, p. 72).

FENWICK. — The value of ureteric meatoscopy in obscure diseases of kidney (London, Churchill, 1903).

FERRON (Jean). — A propos du cathétérisme urétéral (*Journal d'urologie*, décembre 1912).

— Du fonctionnement du rein restant après la néphrectomie (Thèse de Bordeaux, 1910).

FONTANILLES. — Tuberculose rénale bilatérale. Pyonéphrose droite. Néphrectomie (*Loire médicale*, Saint-Étienne, 1907, XXVI, p. 121-127).

---

[1] Nous n'avons mis dans cette bibliographie que les ouvrages que nous avons consultés le plus souvent. Pour avoir une bibliographie complète de la tuberculose rénale, voir Boeckel (Thèse de Nancy, 1911).

GORODICHZE et HOGGE. — Le cathétérisme urétéral et le diagnostic des affections chirurgicales du rein (Liège, 1912).

HAMILL. — Primary tuberculosis of the kidney with special reference to its manifestations in infants and childrens.

HANSALTER. — Considérations sur **quatre-vingt-quatorze** cas de tuberculose infantile avec autopsie (*Archiv. de méd. des enfants*, 1898).

HUTINEL. — Traité des maladies de l'enfant.

HUTINEL et LEREBOULLET. — Les étapes de la tuberculose chez les enfants (*Revue mensuelle des maladies des enfants*, t. XXIII, oct. 1905).

KIRMISSON. — Pyonéphrose chez l'enfant (*Revue internationale de médecine et de chirurgie*, Paris, 1907, XVIII, p. 11).

LAVENANT. — La néphrite tuberculeuse aiguë (Thèse de Paris, 1906).

LE CLERC-DANDIN. — Du traitement médical de la tuberculose urinaire au moyen de la tuberculine (*Revue clinique d'urologie*, janv. 1912).

LEGUEU. — Traité chirurgical d'urologie (Paris, Alcan, 1910).

LORENZO. — De l'intervention chirurgicale dans la tuberculose du rein (Thèse de Paris, 1902).

MALETERBE. — Contribution à l'étude de la tuberculose de la première enfance (1905-1906).

MAUCLAIRE. — Tuberculose génito-urinaire à marche descendante (*Soc. anatomique*, 11 juillet 1890).

PARET (A.). — Observations faites à l'hôpital des Enfants de Bâle sur la tuberculose de la première année de l'enfance (Thèse de Bâle, 1911).

POIRIER. — Traité d'anatomie.

POUSSON. — Précis des maladies des voies urinaires (Paris, Doin, 1908).

QUEYRAT. — Tuberculose dans le jeune age (Thèse de Paris, 1886).

RAPIN. — Quelques faits de tuberculose rénale fermée (*Lyon médical*, 1906).

RILLIET et BARTHEZ. — Traité clinique des maladies des enfants (1843, t. III, p. 462).

SIMON. — Conférences cliniques sur la tuberculose des enfants (Paris, 1894).

VARIOT. — Un cas de tuberculose rénale infantile (*Médecine moderne*, 1903, XIV).

VIGNARD et THÉVENOT. — La tuberculose rénale chez l'enfant (*Journal d'urologie*, 15 mai 1912, t. I, n° 3, p. 324-344).

VILLEMIN. — Observations du travail de Luys. Le séparateur de l'urine du rein chez l'enfant (*Annales des maladies génito-urinaires*, 15 fév. 1903).

Bordeaux. — Imprimeries Gounouilhou, rue Guiraude, 9-11.